MARKUS TREICHLER **DIE BOTSCHAFT DES SCHMERZES**

MARKUS TREICHLER

DIE BOTSCHAFT DES SCHMERZES

Anregung und Orientierung
für Betroffene, Ärzte und Therapeuten

INFO3 VERLAG

Bibliographische Information der Deutschen Nationalbibliothek
Die Deutsche Nationalbibliothek verzeichnet diese Publikation in der Deutschen Nationalbibliographie; detaillierte bibliographische Daten sind im Internet über http://dnb.ddb.de abrufbar

ISBN 978-3-95779-056-9

Erste Auflage

Satz und Gestaltung: Janka Fischer, Frankfurt am Main
Umschlag: Frank Schubert, Frankfurt am Main, unter Verwendung eines Bildes von Frida Kahlo akg images
Druck und Bindung: Dilling Printmedien, Kreuztal

INHALT

Meiner Mutter

Kapitel I

SCHMERZ – EINE UNTERSUCHUNG

Wie uns Schmerz begegnet

Jeder kennt seine Wirkung, jeder weiß, wozu er uns bringen kann. Wir schreien, wimmern und weinen vor Schmerz, wir stöhnen und ächzen, jammern und klagen, zittern und beben, der Schmerz verschlägt uns die Sprache und lässt uns tanzen, er lässt uns hadern, und zerreißt uns er entstellt uns und – verklärt uns mitunter. [1]

Alle waren gesund. Man konnte doch nicht von Krankheit reden, wenn Iwan Iljitsch zuweilen klagte, dass er einen merkwürdigen Geschmack im Munde habe und ihm in der linken Magengegend etwas wehtue. Doch dieses unangenehme Gefühl wurde ärger und ging mit der Zeit wenn auch noch nicht in Schmerz über, so doch in das Bewusstsein einer dauernden Schwere in der linken Seite und in schlechte Gemütsverfassung. Und die schlechte Stimmung nahm täglich zu und begann die Annehmlichkeit eines leichten und bequemen Lebens, die zur Gewohnheit geworden war, merklich zu beeinträchtigen. [2]

Was ist Schmerz? Beim Versuch einer Antwort auf diese Frage ist es ratsam zu schauen, wie er uns begegnet, wo er auftritt, woher er kommt, wann und wie lange er uns berührt, wie harmlos, heftig oder bedrohlich er uns betrifft, was er uns vermeldet, wohin er zeigt, worauf er deutet, schließlich: was er uns bedeutet und wie wir ihn deuten.

Oft haben wir im Zustand akuter Schmerzen eine ganz andere Frage, nämlich: Wie geht er schnell wieder weg?

Die moderne Medizin verführt uns, den Schmerz schnell wegmachen zu können. „Wir kennen das aus der Medizin von heute", schrieb der Heidelberger Philosoph Hans Georg Gadamer 1986[3], „mit ihrer geradezu virtuosen Fähigkeit, Schmerz und auch das Schmerzende, und vielleicht manchmal nicht nur das Symptom ‚wegzunehmen'. Wir kennen es aus der modernen Medizin, wie sehr dieses Wegmachen seinerseits der oft so schnell vorübergehenden Krankheit ihren eigentlichen Stellenwert im humanen Leben genommen hat. Man nimmt etwas dagegen, und dann ist es weg."

Wir meinen, mit dem Wegmachen des Schmerzes das Problem schon gelöst zu haben. Manchmal gelingt das, wenn das Problem (und auch der Schmerz) sehr klein war. Oft gelingt es nicht so einfach. Dann bleibt etwas zurück oder kommt wieder. Meistens ist deshalb die Frage: *Was will der Schmerz mir sagen?* die hilfreichste, wenn auch nicht die leichteste Frage dem Schmerz gegenüber.[4]

Schmerz begegnet uns, er tritt in unser Leben, er berührt uns an Leib und Seele, er appelliert an unser Ich und unser Mitmensch-Sein. Schmerz ist eine menschliche Erfahrung, die wir teilen und mitteilen können und die im Mitteilen geteilt und gelindert, mitgefühlt und erkannt werden kann. Deshalb werde ich im Folgenden immer wieder von Schmerzerfahrungen berichten, die mir als Arzt, Therapeut und Mitmensch mitgeteilt wurden oder die ich als literarische oder künstlerische Mitteilung gefunden habe. Sie sagen uns Unterschiedliches und zeigen die menschliche Reichhaltigkeit an Schmerzerfahrungen.

Schmerz begegnet uns in vielfältiger Weise, in allen Lebenssituationen und in allen Lebensaltern. Meist kommt der Schmerz unerwartet und ungewollt; er kann uns plötzlich überfallen oder er kann sich langsam anschleichen und drohend immer heftiger werden. Er kann akut und gefährlich, lebensbedrohend sein, kann uns Angst und Schrecken einjagen; oder er kann stetig oder in Wellen wiederkehrend uns langsam zermürben. Er zieht unsere Aufmerksamkeit an sich, bindet Gedanken und Gefühle und beeinflusst unsere Willensvorsätze und unser Verhalten. Er prägt unsere Stimmung und unsere Erwartungen, greift in Pläne und Ziele im Leben ein. Der Schmerz wirkt sich in unserem Leben aus, auch wenn seine Ursache noch so genau und eng lokalisiert werden kann; der Schmerz selbst geht weit über die Begrenzung eines Ortes hinaus: der Schmerz ergreift uns ganz und er kann uns und unser Leben verändern.

Deshalb ist es nicht verwunderlich, wenn heute viel Forschung, Mühe und Geld aufgewendet werden, um den Schmerz zu verringern, um ihn zu bekämpfen und ihn nach Möglichkeit auszuschalten, ihn wegzumachen aus unserem Leben. Weil der Schmerz ein großer Störenfried ist; weil er die Annehmlichkeit und Bequemlichkeit, die wir uns angewöhnt haben, empfindlich beeinträchtigt - und weil wir ihn im Grunde nicht verstehen. Warum muss das sein, so ein Schmerz? Was ist das, was uns im Schmerz begegnet?

SCHMERZ-ERFAHRUNG I

Ein 5-jähriger Junge stürzt vom Fahrrad, das Knie ist aufgeschlagen, es blutet, der Junge schreit, es tut ihm weh. Schmerz. Die Mutter kommt angesprungen, wendet sich dem am Boden liegenden Jungen zu, hilft ihm auf, bläst auf die Wunde am Knie, streichelt das Knie und spricht beruhigend mit dem Jungen. Der hört auf zu schreien, es tut ihm nicht mehr so weh, gleich ist es schon wieder gut.

SCHMERZ-ERFAHRUNG II

Ein 17-jähriges Mädchen aus Syrien, in einer Flüchtlings-Erstaufnahmeeinrichtung in Bayern, macht eine Kohle-Zeichnung.[5] Ein Flugzeug wirft Bomben auf ein Krankenhaus, man sieht einen Krankenwagen, Tote, Verletzte, abgetrennte Arme und Beine und ein IS-Kämpfer, der einem Mann den Kopf abschlägt: die Hinrichtung ihres Vaters in Syrien. Sie ist mit ihrer Mutter und einer Freundin geflohen. Sie kann nicht mehr schlafen. Sie konnte bisher nicht über das Erlebte sprechen, bis sie die Zeichnung gemacht hatte – auf Anregung des Therapeuten in der Erstaufnahmeeinrichtung. Ein namenloser Schmerz ist in ihren Augen. Das Malen und Zeichnen ihrer Erfahrungen bildet den zunächst noch wortlosen Anfang einer Auseinandersetzung mit dem erlittenen Trauma.

SCHMERZ-ERFAHRUNG III

Eine Frau vermisst ihren Mann, der aus einem Krieg noch nicht nach Hause zurückgekommen ist. Sie lebt in Ungewissheit, ob ihr Mann noch am Leben ist, ob er wiederkommen wird, wie es ihm geht, wo er ist, wenn er noch lebt. Ungewissheit, Hoffnung und Trauer, Wut und Verzweiflung wechseln sich ab, ein schier unerträglicher Schmerz.

Es ist in Paris im April 1945: Marguerite Duras wartet auf eine Nachricht von ihrem Mann Robert, der aus dem besetzten Paris von den Deutschen in das Konzentrationslager

Dachau verschleppt wurde. Als im April 1945 die Alliierten Deutschland besetzten und nach und nach die Konzentrationslager befreien, kehren Einzelne der Deportierten wieder nach Frankreich zurück. Und die junge Frau geht jeden Tag zu den Auffanglagern an den großen Bahnhöfen Gare du Nord und Gare de l'Est, um mit den Zurückkehrenden zu sprechen, was sie erlebt haben und ob sie ihren Mann, Robert L. gesehen haben, ob auch er zurückkommen wird. Nach einer Begegnung mit zwei Überlebenden des Konzentrationslagers, die ihren Mann gekannt haben, ihr aber nicht sagen können, warum er nicht mit ihnen zurückgekommen ist, notiert sie:

> *Nichts. Das schwarze Loch. Kein Licht geht an. Ich rekonstruiere die Folge der Tage, aber da ist ein Vakuum, ein Abgrund zwischen dem Augenblick, in dem Philippe keinen Schuss gehört hat und dem Bahnhof, an dem niemand Robert L. gesehen hat. Ich stehe auf [...] die Leute reden vom Ende des Krieges. Ich habe keinen Hunger. Alle reden von den deutschen Gräueln. Ich habe nie wieder Hunger. Ich bin angeekelt von dem, was die anderen essen. Ich will sterben. Ich bin mit einem Rasiermesser von der übrigen Welt abgeschnitten.*[6]

Wenige Tage später kommt ihr Mann doch zurück und wird zu ihr gebracht. Sie erkennt ihn nicht; er ist um Jahrzehnte gealtert, grau und nur noch Haut und Knochen. Ein Arzt wird gerufen und als dieser Robert L. sieht, will er wieder gehen, weil er ihn für tot hält. Marguerite Duras setzt all ihre Energie, ihre ganze Lebenskraft, alles was sie hat, daran, ihren Mann wieder zurück ins Leben zu holen. Und sie beschreibt in ihrem Tagebuch, wie sie sich dabei erlebt und gefühlt hat:

Meine Identität hat sich verschoben. Ich bin nur noch die, die Angst hat, wenn sie wach wird. Die, die an seine Stelle will, für ihn. Meine Person besteht aus diesem Wunsch, und dieser Wunsch ist, sogar wenn es Robert L. besonders schlecht geht, unaussprechlich stark, weil Robert L. noch am Leben ist. Als ich meinen kleinen Bruder und mein kleines Kind verloren habe, hatte ich auch meinen Schmerz verloren, er war gewissermaßen gegenstandslos, er baute auf der Vergangenheit auf. Hier ist die Hoffnung ganz, der Schmerz ist in die Hoffnung ein gepflanzt.[7]

SCHMERZ-ERFAHRUNG IV

Einer 66-jährigen pensionierten Architektin wurde wegen einer arteriosklerotischen Gefäßerkrankung zwei Jahre zuvor der Unterschenkel amputiert. Bald danach begannen heftige Schmerzen im Bereich des amputierten Beines. Diese Schmerzen steigerten sich im Lauf der Zeit, zunehmend verbunden mit Schlafstörungen, Appetitlosigkeit und zunehmendem sozialen Rückzug. Sie entwickelte Schuldgefühle, sich voreilig zu der Unterschenkelamputation entschieden zu haben, sie hätte das nie tun sollen. Sie verlor jede Lebensfreude, ihre Interessen und ihre sozialen Kontakte. Die depressive Stimmung wurde immer schwerer, immer häufiger hatte sie lebensmüde Gedanken, sie konnte sich nicht vorstellen, so noch weiterleben zu können, mit diesen ständigen unerträglichen Schmerzen an dem Bein, das gar nicht mehr da war. Es waren Phantomschmerzen, die sie nicht mehr aushalten konnte und die zu einer schweren Depression geführt hatten.

SCHMERZ-ERFAHRUNG V

Ein Mensch erfährt eine Nachricht, die ihn bis ins Mark erschüttert; damit hatte er nicht gerechnet. Er empfindet die Nachricht als schlecht, obwohl sie ihm letztlich hilft, etwas zu vermeiden, was ihm sehr zuwider wäre. Aber diese neue Wahrheit ist schmerzlich, weil sie unerwünscht ist; es ist eine Enttäuschung, weil er sich in der Täuschung wohler gefühlt hatte. Aber es tut weh, enttäuscht zu werden.

> *Bis zum grauenden Morgen irrte er, von Verzweiflung und wütendem Schmerz geschüttelt, eine Beute seiner wirren Gedanken, ziellos umher. [...] Eine schlimme Nachricht hab ich da bekommen, sagte er im Gehen zu sich selbst, wahrhaftig die schlimmste, die einer sich erdenken könnt, Hiob selbst hat keine schlimmere bekommen. Solch eine Bosheit!. Solch eine Tücke! Verraten bin ich!*[8]

Unterschiedliche Schmerzwahrnehmungen: vom einfachen, unkomplizierten körperlichen Schmerz über einen schweren traumatischen seelischen Schmerz, einen seelischen Verlustschmerz, Phantomschmerzen bis zum Schmerz einer heftig enttäuschenden und damit schmerzhaften Erkenntnis.

Der *erste* Schmerz ist lokalisiert und eindeutig. Er ist Signal für die Wunde am Knie, die einen Verband braucht.

Der *zweite* Schmerz ist ein existenzieller Schmerz, der seelisch und körperlich erlebt wird, wortlos, sprachlos, tief erschütternd, er ist ein Appell; ebenso der *dritte*, der die eigenen Lebenskräfte angreift, der für die Hoffnung steht; er ist auch ein Stellvertreter für diese Hoffnung.

Der *vierte* Schmerz ist zwar lokalisierbar, aber er ist ein Phantom, da das schmerzende Körperteil nicht mehr da ist; es ist unheimlich, wie ein Bein, das nicht da ist, noch weh tun kann, bis zur Verzweiflung.

Der *fünfte* Schmerz ist ein ortloser, nicht lokalisierbar, und doch auch körperlich und seelisch spürbar, er macht etwas deutlich sichtbar, was vorher verborgen war, eröffnet neue Möglichkeiten, wie die anderen Schmerzerfahrungen es auch können. In allen Fällen handelt es sich um Schmerzerfahrungen.

Und Schmerz ist noch weit mehr. Schmerz begegnet uns in vielen Gestalten. Wir können ihn nicht in einer einfachen Definition fassen, wir können ihm nicht mit einer einfachen Beschreibung gerecht werden; er ist ein komplexes Geschehen, ein vieldeutiges Erleben, er ist nie nur körperlich, sondern immer auch seelisch, geistig und mitmenschlich, er ist ein Phänomen, das den ganzen Menschen betrifft. Ob akut oder chronisch, körperlich oder seelisch, heftig oder gut erträglich, immer hat er das Potenzial, etwas zu verändern, im ganz Kleinen oder auch im Großen. In unserem Leben.

WAS IST SCHMERZ?

Zwei recht ähnliche Darstellungen des Barock-Malers Gaspare Traversi mit einem deutlichen Unterschied in der Schmerzwahrnehmung des Patienten in der Mitte des Bildes:

Bei der Operation verdreht ein Helfer des Arztes dem Patienten den Arm, dieser schreit vor Schmerz laut auf; dabei ist es nicht ganz klar, ob wegen des kleinen operativen Eingriffs, oder wegen des verdrehten Armes.

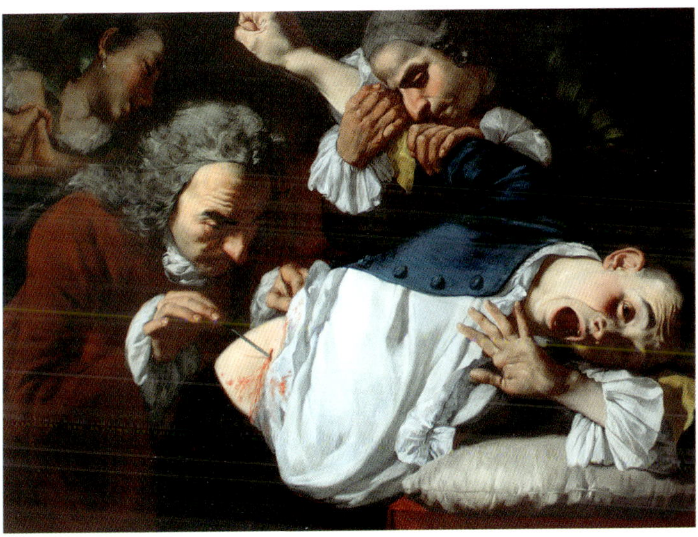

Gaspare Traversi (1722–1770): Die Operation

In deutlichem Unterschied dazu die Darstellung Der Verletzte, eine Untersuchung, desselben jungen Mannes an derselben Stelle, diesmal aber unter fürsorglicher Anteilnahme einer schönen jungen Frau, die dem Patienten offensichtlich sanft zuspricht, zart seinen Kopf hält, so dass der junge Mann fast entspannt und kooperativ den Arzt arbeiten lässt, ohne körperliche Schmerzäußerung, obwohl die Nadel des Arztes den Leib schon berührt.

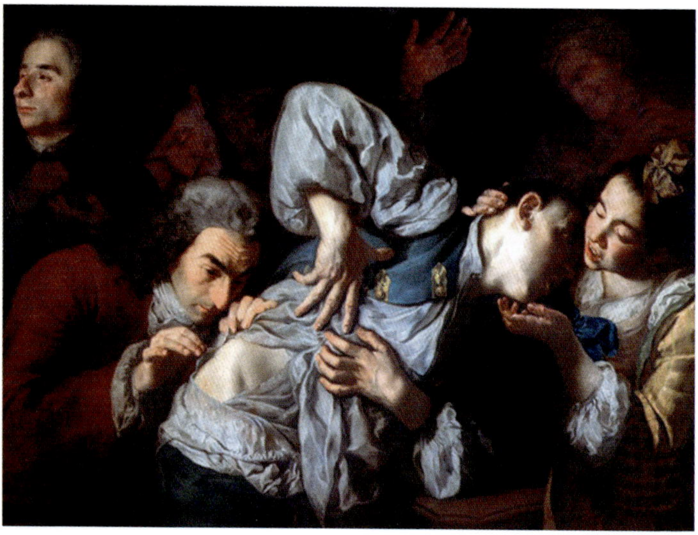

Gaspare Traversi (1722–1770): Der Verletzte

Ein Beispiel vielleicht für psychologische Schmerzbehandlung, für unterschiedliche Schmerzwahrnehmung, bei männlich-brachialer oder weiblich-zärtlicher Begleitung des Patienten.

Jeder Schmerz bedeutet eine starke seelische Beeinträchtigung und zwingt das Individuum dazu, sein Weltverhältnis zu revidieren. [...] Da der Schmerz keine nackte biologische Tatsache ist, sondern stets die Prägung der Bedeutung trägt, welche der Mensch ihm zumisst, liegt er niemals gänzlich außerhalb seiner Gewalt. [9]

Muss man Schmerz erklären? Wissen wir nicht alle, was Schmerz ist, lernt es nicht jedes Kind schon sehr früh, dass Schmerz das ist, was weh tut, und dass es angeraten ist, das was weh tut, also den Schmerz und das Schmerzende, zu vermeiden? Und denken nicht viele Menschen ihr ganzes Leben so, dass Schmerz weh tut und es besser ist, Schmerz nach Möglichkeit zu vermeiden, ihm aus dem Weg zu gehen oder ihn, wenn er sich uns in den Weg gestellt hat, schnell wieder wegzumachen, koste es, was es wolle? Und wir lassen uns das eine Menge kosten: Mit 29 Milliarden Euro jährlichen Behandlungskosten gegen Schmerzen in Deutschland ist „Schmerz die teuerste Krankheit". [10]

Wissen wir tatsächlich was Schmerz ist, wenn wir so über ihn denken?

Im 19. Jahrhundert definierte man Schmerz als eine übersteigerte Sinnesreizung. Bereits seit dem 17. Jahrhundert ist Schmerz endgültig befreit aus dem Zusammenhang von Schuld und Sühne. Er ist ein wissenschaftlich zu erforschender Sachverhalt und ein menschliches zu bekämpfendes Übel. [11]

So wurde 1856 die sogenannte *Spezifitätstheorie* formuliert: Demnach ist Schmerz eine spezifische Sinneserfahrung, die über spezifische Nervenbahnen weitergeleitet wird.

Als Gegentheorie dazu entwickelte Wilhelm Heinrich Erb 1874 die *Summationstheorie*, die besagt, dass jeder Reiz als

Schmerz empfunden werden kann, sofern er nur entsprechend intensiv ist.

Die Deutung von Schmerz und das Verhältnis zum Schmerz unterlagen schon immer religiösen, weltanschaulichen, kulturellen, gesellschaftlichen und persönlichen Ausgangssituationen und Bedingungen.[12] So gab und gibt es Kulturen, Zivilisationen, Stämme, Lebensgemeinschaften, in denen Schmerz eine wichtige Bedeutung hat – etwa der Schmerz als ein zu Ertragendes, durch dessen Überwindung sich die Stärke und Reife der Person zeigt, die daraufhin in die Gesellschaft, in den Kreis der Verantwortlichen aufgenommen werden kann. Der Schmerz, der zugefügt, bewältigt und überwunden werden kann, ist in vielen Religionen und Kulturen, nicht nur bei sogenannten „primitiven" Kulturen und nicht nur in lang vergangenen Zeiten, ein Mittel, sich und anderen etwas zu zeigen, sich als zugehörig zu erweisen, sich dadurch auszuzeichnen, dass man Schmerz ertragen und überwinden kann. Schmerz ist ein Initiationsritual, ein Weg zur Einweihung des Menschen zu göttlichem Wissen und menschlicher Reife. Ein solches Ritual kann auch profanisiert und marginalisiert werden, wie die heutigen Rituale des Piercings und des Tätowierens zeigen. Aber die Möglichkeit, im Schmerz mehr zu erleben als nur etwas, das weh tut und „weg soll", ist in unserer von Materialismus, Hedonismus und Utilitarismus geprägten Zeit erheblich erschwert, wenn nicht gar unmöglich, weil „offiziell" für obsolet und sinnlos erklärt.

Wir werden aber anderen Kulturen, Religionen und Zivilisationen nicht gerecht, wenn wir unser heutiges Verhältnis zum Schmerz zum allein richtigen und für alle anderen verbindlichen erklären. Schmerz kann neben der Initiation auch ein Medium der Identifikation, der Zugehörigkeit, der Reife und einer bestimmten Fähigkeit sein.[13] Das mag für uns westliche

Menschen unverständlich und unnötig scheinen; aber deshalb kann es für andere Kulturen dennoch einen Sinn und eine Bedeutung haben, die wir zumindest respektieren sollten.[14]

In der griechischen Antike lesen wir bei Aristoteles (384-322 v. Chr.): *Schmerz ist ein Leiden der Seele.* Er galt als das Maß des in seinem Innersten berührten Menschen.[15]

Bei Epikur (341 - 270 v. Chr.), dem Begründer des Epikureischen Hedonismus, heißt es: *Darum dreht sich bei uns alles: keinen Schmerz und keine Angst zu haben* (Brief an Menoikeus). Das klingt in unseren Ohren doch sehr passend zu unserer eigenen Zeit und den Erwartungen an die moderne Medizin und Pharmazie. Die Haltung einer Vermeidung von Schmerz um jeden Preis ist also nicht neu.

Später, in der römischen Antike, definierte Cicero (106 - 43 v. Chr.) den Schmerz als *raue Bewegung im Körper, die von den Sinnen abgelehnt wird*, wonach der Schmerz also gerade kein seelisches Erleben sei. Cicero unterschied klar zwischen Schmerz (dolor) und seelischem Kummer (aegritudo).

In der vorchristlichen bildenden Kunst kennen wir die berühmte Darstellung des Laokoon. Nach Vergil war er jener Priester des Apollon in Troja, der die Trojaner vor dem hölzernen Pferd der Griechen warnte, weil er die Gefahr durchschaute. Daraufhin wurde er zusammen mit seinen beiden Söhnen von zwei Schlangen im Auftrag der Göttin Athene unter heftigen Schmerzen getötet – so zeigt es die berühmte antike Plastik.

Laokoon ist eine Natur im höchsten Schmerze, nach dem Bilde eines Mannes gemacht, der die bewusste Stärke des Geistes gegen denselben zu sammeln sucht, beschrieb Winckelmann die Figur; *und indem sein Leiden die Muskeln aufschwellt und die Nerven anzieht, tritt der mit Stärke bewaffnete Geist in der aufgetriebenen Stirn hervor, und die Brust erhebt sich durch den beklemmten Atem und durch Zurückhaltung des Ausbruchs der Empfindung, um den Schmerz in sich zu fassen und zu verschließen.* [16]

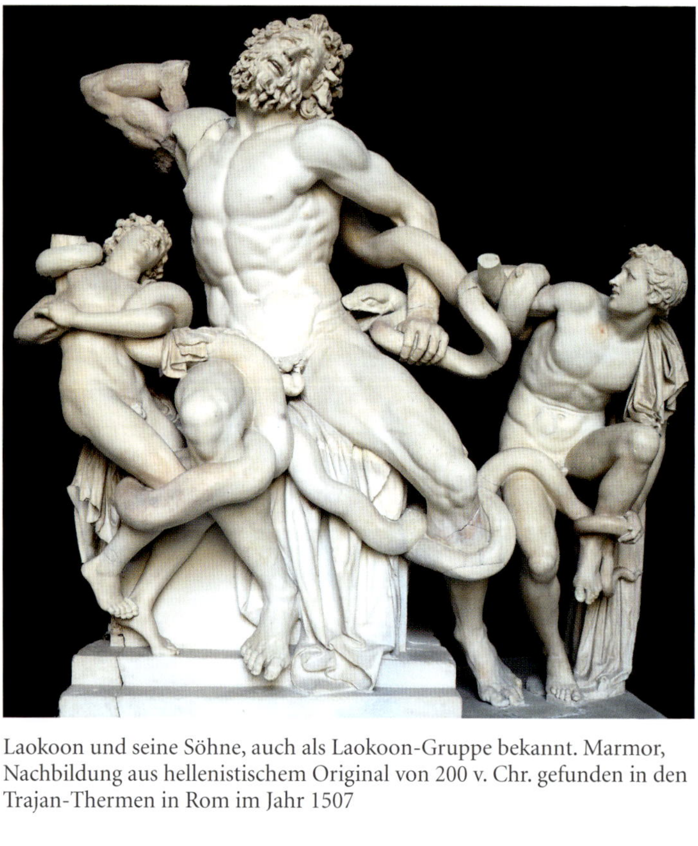

Laokoon und seine Söhne, auch als Laokoon-Gruppe bekannt. Marmor, Nachbildung aus hellenistischem Original von 200 v. Chr. gefunden in den Trajan-Thermen in Rom im Jahr 1507

In der jüdisch-christlichen Tradition wird Schmerz in den Zusammenhang von Schuld und Sühne gestellt. Der Schöpfungsgeschichte entsprechend werden bei der Vertreibung von Adam und Eva aus dem Paradies, nachdem sie vom Baum der Erkenntnis gegessen hatten, Schmerz und Not als die beiden Eigenschaften erwähnt, die dem Menschen mitgegeben werden auf seinem Weg ins irdische Leben. Schmerz, so können wir daraus folgern, gehört zur Grundausstattung des Menschen. Danach wäre er nicht vermeidbar, sondern soll bewältigt, bestanden, vermindert und überwunden werden. Dem widerspricht nicht die Behandlung von Menschen, die unter Schmerzen leiden; vielmehr gehört es zum christlichen Verständnis der Nächstenliebe, dem leidenden Mitmenschen beizustehen. Schmerztherapie, Beistand und Hilfe für den schmerzkranken Menschen, um sein Leiden zu lindern, Schmerzen erträglich zu machen und die Krankheitsursachen zu behandeln, sind also unbedingt angemessen und richtig.

In Dantes „Göttlicher Komödie“ (Dante Alighieri 1265-1321; La Divina Commedia, 1307-1320) wird der Dichter von Vergil zuerst durch die Hölle geführt und erlebt dort, als lebende Seele, wie es den toten Seelen ergeht, die hier landen und nicht in den Himmel oder das Paradies kommen: Dante sieht und hört die Seelen unter den furchtbarsten Schmerzen leiden, von Insekten zerstochen, von Juckreiz, Brennen und Frieren heimgesucht, von zerrenden Schmerzen an Haut und Gliedern, von Erstarren in Eis und von schweren Gewichten geschunden, wahre Höllenqualen erleidend. Doch der schlimmste, der wahre Höllenschmerz ist jenen schon am Eingang verkündet:

Durch mich geht es in die Stadt des Leidens,
durch mich geht es in das ewige Leid,
durch mich geht es unter die verlorenen Scharen.
Gebt alle Hoffnung auf, die ihr hier eintretet. [17]

Ewige, unerfüllte Sehnsucht nach Erlösung ist als das schmerzvollste Schicksal hier in mittelalterlich-christlicher Sicht geschildert: die Hoffnungslosigkeit, die Aussichtslosigkeit – der absolute Schmerz. Ein unvorstellbarer Seelenschmerz, da wir uns unsere Hoffnung meist nicht nehmen lassen wollen. Hier geschieht es bei Dante am Eingang zur Hölle.

Bei Paulus lesen wir im Brief an die Römer genau das erlösende Versprechen hierzu: Denn wir sind zwar gerettet, *doch auf Hoffnung.* [18]

Hier wird eine Eigenschaft des Schmerzes deutlich, die auch wir Heutige erleben: Schmerz ist immer leibhaftig.

Er ist nicht an Materie gebunden, wie die naturwissenschaftliche Medizin uns glauben lassen will; aber er ist immer leibhaftig, insofern wir ihn immer an uns erleben und er uns immer auch leiblich, eben leibhaftig, an Leib und Seele im Leben betrifft.

Im 17. und 18. Jahrhundert bestimmten mechanistische Erklärungen das Verständnis des Schmerzes.

So erklärte Descartes in seinem Essay De homine den Schmerz als ein rein somatisches Phänomen: In der Abbildung aus der lateinischen Ausgabe von 1662 scheint das Feuer am Fuße des Kindes laut der Beschreibung von Descartes in der Lage zu sein, an einem Nerv, wie an einem Faden, zu ziehen, um nach der Weiterleitung, wie anatomisch ziemlich korrekt über das Rückenmark eingezeichnet, im Gehirn des Kindes ein Glöckchen klingen zu lassen, das als Signal das Kind veranlasst, seinen Fuß zurückzuziehen.

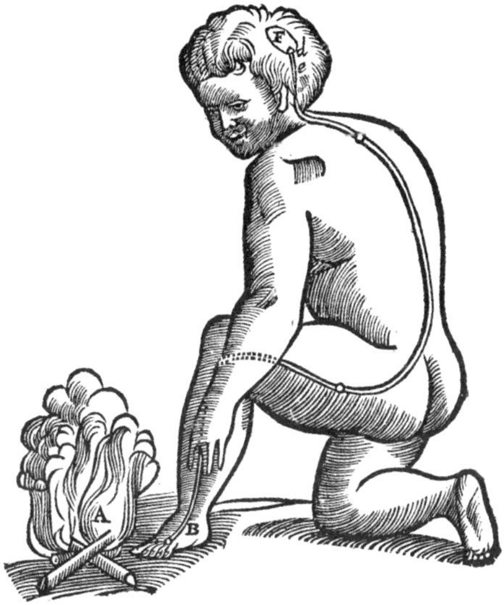

Renatus Descartes: De Homine, 1662[19]

Auffallend ist dabei sicher, dass der Junge anscheinend keine negative oder unangenehme Empfindung von Schmerz hat; er scheint sogar zu lächeln. Und dies obwohl Descartes selbst in seinem Text bereits die modulierende Wirkung von Stimmungen auf das Schmerzerleben beschreibt. Natürlich hat dieses Reiz-Reaktions-Modell seit Descartes eine Entwicklung und Erweiterung durchgemacht. Die heutige Gate-Control-Theorie von Melzack und Wall (1965) hat die mechanistische Sichtweise von Schmerz erheblich erweitert und differenziert. Danach wird ein Schmerzreiz nicht mehr nur als ein Einbahnstraßen-Phänomen von der (geschädigten) Körperperipherie zum Gehirn verstanden, sondern es geschehen auf diesem Weg verschiedene Interaktionen neurophysiologischer Stoffwechselvorgänge, die die Schmerzwahrnehmung beeinflussen: von der verletzten oder erkrankten Körperstelle, über das Rückenmark und schließlich im Gehirn selbst werden Schmerzwahrnehmung und Schmerzverarbeitung moduliert, wobei affektive Faktoren, also Stimmungen und Gefühle, ebenso wie Einstellungen und Erwartungen eine wesentliche Rolle spielen.[20] Dabei kommt den körpereigenen Endorphinen (die erst 1975 entdeckt wurden) eine wesentliche Rolle zu. Sie zeigen bei der Schmerztherapie oder Schmerzunterdrückung eine oft überraschende Wirkung, allerdings ohne die Risiken der Abhängigkeit, wie sie bei einer Morphin- oder davon abgeleiteten Therapie bestehen. So ist es allgemein bekannt, dass bei Schock, aber auch bei Tätigkeiten wie Marathonlauf, Sex und dem Essen von Schokolade oder Chilischoten, diese körpereigenen Endorphine ausgeschüttet werden und Menschen in den genannten Situationen keinen (oder weniger) Schmerz spüren.[21] Bemerkenswert ist dies besonders bei schwer verletzten Menschen nach Unfällen, wenn die Menschen unter Schock stehend offensichtlich keine Schmerzen haben und diese erst später im Krankenhaus erlebt werden.

Schmerzen aufgrund von Verletzungen oder organischen Erkrankungen, beispielsweise Entzündungen, die immer mit Schmerzen einhergehen, sind für Patienten wie für Ärzte gut zu erkennen und zu behandeln. Viel schwieriger verhält es sich dagegen mit denjenigen körperlichen Schmerzen, die ohne Läsion, ohne Gewebeschädigung, ohne sichtbare Erkrankung eines Organs oder einer Körperregion auftreten. Sie bilden für Betroffene wie für Ärzte zunächst ein unerklärliches Rätsel. Dass es solche Schmerzen überhaupt gibt, musste die Medizin selber erst lernen; denn früher galt die Regel: Ein Schmerz ist immer ein Symptom und deutet immer auf eine (vielleicht versteckte) Erkrankung hin. Schmerz hatte also immer eine Hinweisfunktion, er galt in diesem Sinn immer als Signal für etwas anderes.

Heute erkennt die Medizin körperlich vorhandene, aber nicht körperlich begründbare Schmerzen als ein eigenständiges Krankheitsbild an: das Somatoforme Schmerzsyndrom.

> *Die klinische Medizin kam Ende des 19. Jahrhunderts mit einem Geburtsfehler zur Welt: dem Schmerz ohne Läsion. Mit der Suche nach den pathologischen Korrelaten der Symptome traten zugleich auch die Grenzen der anatomisch-klinischen Methode zutage. Im Falle mancher Schmerzen fanden sich keine Verletzung und kein Organ, das seinen Dienst nicht mehr tat. Man stand vor einem Symptom ohne Ursache, einem scheinbar sinnlosen Krankheitszeichen, das auf nichts verwies. Doch woher stammte der Schmerz, wenn sich keine Verletzung oder funktionelle Organstörung nachweisen ließ? Mit diesem Problem ‚reiner Schmerzen' ringt die moderne klinische Medizin nun seit ihrer Entstehung vor gut 200 Jahren.*

So schreibt es der Medizinhistoriker Nicolas Langlitz von der University of California, Berkeley, in einem Artikel zu der großen Schmerz-Ausstellung in Berlin 2007.[22]

In Zusammenhang mit dieser neuen Form von organisch unerklärbaren Schmerzen führte man in den 1940er Jahren die Unterscheidung von akutem und chronischem Schmerz ein. Daraus entwickelte sich ein neues Spezialgebiet der Medizin: die Schmerzmedizin. Sie widmete sich den Patienten, die unter chronischen Schmerzen litten und für die es in den meisten Fällen keine organisch ausreichenden Erklärungen gab. Jetzt wurde dieser Schmerz von der Verhaltensmedizin entdeckt und als situativ unangepasstes Verhalten gedeutet.

Es mag auf den ersten Blick paradox wirken, dass eine Medizin, die eine radikal innerliche Erfahrung wie den Schmerz zu ihrem Gegenstand machte, am äußerlichen Verhalten ansetzte. Doch die Strategie dieser therapeutischen Arbeit zielte nicht auf Heilung ab, sondern auf sogenanntes Pain Management: die Einübung eines neuen Umgangs mit dem chronifizierten Schmerz als situativ unangepasstem Verhalten leben zu lernen. [23]

Im weiteren Fortgang der Schmerzmedizin hat sich diese selbst und auch ihr Metier erweitert. Inzwischen behandelt die Schmerzmedizin nicht nur die chronischen und unerklärlichen Schmerzen, sondern auch akute und chronische Schmerzen mit organischer Schädigung, beispielsweise im Rahmen von Krebserkrankungen und neurologischen Krankheitsbilden oder nach schweren Verletzungen. Dabei spielen verhaltensmedizinische Verfahren nur noch eine begleitende Rolle. Im Vordergrund der modernen Schmerztherapie stehen multimodale und interdisziplinäre Therapieansätze, bei denen die medikamentöse Behandlung freilich einen Schwerpunkt darstellt.

Zentraler Bestandteil beinahe jeder Schmerztherapie ist die pharmakologische Intervention. Mit unterschiedlichen Medikamenten kann auf verschiedenen Ebenen in die Schmerzwahrnehmung eingegriffen werden: von den peripheren Schmerzrezeptoren über Verschaltungen der Schmerzbahn im Rückenmark bis hin zu den Schmerzzentren im Gehirn. Dort laufen schließlich alle Schmerzsignale zusammen und steigen ins Bewusstsein auf. Das Hirn fungiert als blinder Fleck der Schmerzwahrnehmung. Es ist als Organ selbst nicht schmerzempfindlich,

> *und doch ermöglicht es uns überhaupt erst, Schmerzen zu erfahren. Hier fallen die verschiedenen Formen des Schmerzerlebens zusammen: Was uns in der Seele weh tut und körperlich erfahrene Pein, Schmerzen mit und ohne Läsionen, ja sogar der lediglich mitfühlende Schmerz werden zum Teil in denselben Hirnregionen repräsentiert.*[24]

Ein bemerkenswertes Faktum: das Gehirn ist nicht das Bewusstsein, sondern lediglich der Ort der Spiegelung für das Bewusstsein. Bewusstes Erleben findet seinen Ort im Gehirn, an dem es sich spiegelt und auf diese Weise zur „Möglichkeitsbedingung jeglicher Schmerzerfahrung wird."[25] Eine Beeinflussung von Schmerzerfahrung muss also logischerweise sowohl am physischen Ort des bewussten Erlebens, im Gehirn, wie auch unabhängig vom Ort, im Bewusstsein selbst, möglich sein. Dies ist beispielsweise eine bewusste Erarbeitung einer eigenen Haltung zum Schmerz, einer inneren Einstellung, die zu Deutung und Bewertung erlebter Schmerzen führen kann, die es dem Menschen im Fall von Schmerzen möglich macht, den Schmerz so zu deuten und zu spüren, dass er gut erträglich, in die Lebenssituation einzuordnen und annehmbar ist. Das wäre ein Schritt, Schmerz nicht ängstlich vermeiden oder wegmachen zu müssen, sondern ihn zum Anlass nehmen zu können, um eine wesentliche Erfahrung zu machen, die vielleicht nur durch Schmerz möglich ist. „Eine Kultur, die mit allen Mitteln an der Abschaffung des Schmerzes arbeitet, kann keine Erfahrungen mehr machen, die allein der Schmerz evoziert: Dann hadert man mit keinem Gott mehr, sondern allenfalls noch mit dem Arzt."[26]

Aufgrund der Erkenntnisse der modernen Schmerzforschung sind die einseitig körperbetonten Deutungen von

Schmerz überholt; er wird heute nicht mehr nur als ein pathologischer Sinnesreiz, ausgehend von einer geschädigten Körperstelle gesehen. Neben den sensorischen Reizen werden auch affektive Faktoren nicht nur als modulierend, sondern auch als möglicherweise verursachend angesehen. Wir wissen, dass Angst und Depression nicht nur das Schmerzempfinden steigern, sondern auch selbst zu Schmerzen führen können.[27]

Die heutige, wissenschaftlich verbindliche Definition von Schmerz lautet folgendermaßen:

> *Schmerz ist ein unangenehmes Sinnes- und Gefühlserlebnis, das mit tatsächlicher oder potenzieller Gewebeschädigung einhergeht oder von betroffenen Personen so beschrieben wird, als wäre eine solche Gewebeschädigung die Ursache.*[28]

Aber auch diese Definition, die Sinnes- und Gefühlserlebnis zusammennimmt, geht noch zu sehr von der Vorstellung einer tatsächlichen oder auch nur potenziellen, d. h. nicht stattgefundenen Gewebeschädigung aus. Wenn es aber keine Gewebeschädigung zur Entstehung von Schmerz braucht, ist eine Gewebeschädigung in der Definition auch nicht nötig. Eine absolute Grundvoraussetzung für Schmerz ist aber das Bewusstsein: wo kein Bewusstsein ist, da ist auch kein Schmerz. Schmerz ist ein *Bewusstseins-Phänomen.*[29] Schmerz kann im Bewusstsein aus sehr verschiedenen Ursachen oder Anlässen auftreten. Eine Möglichkeit ist eine tatsächliche Gewebeschädigung im Körper, sei es durch Verletzung, Entzündung oder andere Erkrankungsformen. Andere Varianten sind ohne Gewebeschädigung möglich, wenn sich das Bewusstsein aus psychischen Gründen beispielsweise an ein Organ oder eine Körpergegend fixiert. Ganz alltäglich kennen wir das z. B. als

Spannungskopfschmerz. Dies ist dann ein sogenannter funktioneller oder psychosomatischer Schmerz oder eine Somatisierungsstörung oder ein somatoformes Schmerzsyndrom: seelischer Schmerz in der Gestalt einer körperlichen Wahrnehmung.

Ähnlich verhält es sich bei rein seelischem Schmerz: hier fixiert sich das Bewusstsein aus psychischen Gründen auf einen Inhalt, auf eine Angst oder ein anderes Thema im Bewusstsein, das mit äußerer Wahrnehmung nichts zu tun haben muss; beispielsweise eine Erinnerung, eine Sorge oder eine Sehnsucht, wobei auch seelischer Schmerz immer mit leiblichen Begleitsymptomen einhergeht. Die oben erwähnte Schmerzerfahrung des syrischen Mädchens (Beispiel II) ist ein Beispiel dafür, aber auch jeder Trennungsschmerz, jeder Schmerz nach einem Verlusterlebnis (Beispiel III), auch jeder „normale" Liebeskummer. Hier bindet sich die Seele nicht an den Leib, wie es in zu starkem Maß beim körperlichen Schmerz der Fall ist und in dessen Folge ein „Leib-Bewusstsein" auftritt, das wir als Schmerz bemerken. „Das Bewusstsein findet sich als Gefangener in den Grenzen eines Körpers, an dessen Erfassung es scheitert, der ihm jedoch seine Gegenwart aufzwingt."[30]

Beim seelischen Schmerz, der in der Seele erlebt wird, ist die Seele zu stark mit sich bzw. einem bestimmten Thema beschäftigt und zu wenig mit dem Leib verbunden. Man kann diesen Schmerz „Entbehrungs-Schmerz" nennen.[31] Entbehrung deshalb, weil die Seele im Gesunden eine Verbindung mit dem Leib eingeht, die sich unter anderem darin zeigen kann, wenn wir uns frisch und munter fühlen, Hunger und Durst spüren, das Bedürfnis nach Bewegung, Sexualität oder Zärtlichkeit, wenn wir wach, aktiv und an der Welt interessiert sein können. Im Fall eines seelischen Schmerzes sehen wir, dass neben dem seelischen Schmerz, der als Trauer, Depression,

Angst und Rückzug erlebt werden kann, gerade die genannten körperlich-vegetativen Symptome von Appetitlosigkeit, Müdigkeit, Antriebslosigkeit, Anhedonie, sexueller Unlust und Schlafstörung als körperliche Begleitsymptome auftreten, im Sinne einer „Entbehrung" gesunder seelischer Energie. Ebenso können beim körperlichen Schmerz als psychische Begleitsymptome vermindertes Weltinteresse, Lustlosigkeit, dysphorische Stimmung bis hin zu depressiven Verstimmungen und Ängste auftreten, als Ausdruck eines „gesteigerten", aber „leibhaftigen" Bewusstseins, das jetzt nicht mehr weltoffen und interessiert sein kann, wenn es zu stark leibverhaftet ist.

Schmerz tritt also nie nur in einer, der körperlichen oder der seelischen Seinsebene auf, sondern umfasst immer den ganzen Menschen.[32]

Schmerz kann in verschiedenen Dimensionen erlebt und beschrieben werden:

I. Er kann am oder im Körper gespürt und räumlich lokalisiert werden.

II. Er kann in seinem zeitlichen Auftreten und Verlauf bemerkt und beschrieben werden.

III. Er kann in seinem emotionalen Charakter erlebt und beschrieben werden.

IV. Er kann in seiner Bedeutung und Wertigkeit erlebt und beschrieben werden.

Dimension I ist die körperliche Dimension des Schmerzes. Sie wird in der Medizin als Befund beschrieben und dokumentiert. Diese physische, körperliche, räumliche Dimension, das Wo des Auftretens von Schmerzen, die Frage also, welches Organ oder welches Gewebe von einer Verletzung, einer Schädigung oder Erkrankung betroffen ist, leitet über zu der Frage nach dem Woher, nach dem Grund der Schmerzen, der Art der Erkrankung oder Verletzung.

Dimension II ist die *Dimension der Zeitlichkeit*, aber auch die der Befindlichkeit, der vegetativen Begleitsymptome, es ist die Dimension von *Quantität und Qualität*; in diesem Sinn sind die Schmerzen beschreibbar nach ihrem zeitlichen Auftreten: Wann haben sie begonnen? Wie lange dauern sie an? Wie stark werden sie erlebt, in welcher Art sind sie beschaffen: brennend, stechend, krampfend, pulsierend, hell oder dumpf? Werden sie bei Wärme oder Kälte besser oder schlechter?

Dimension III ist die des *Seelischen, des gefühlsmäßigen, emotionalen, affektiven Erlebens der Schmerzen*: Welche Gefühle werden durch die Schmerzen ausgelöst? Angst oder Hoffnung, Verzweiflung oder Zuversicht, Resignation oder Aggression?

Die psychische Dimension hat zwei Seiten, die differenziert werden können: die eine Seite des Betroffenen, der unter Schmerzen leidet, was er empfindet; und die andere Seite, wie der Mensch mit Schmerzen auf seine Mitmenschen wirkt, was die Schmerzen des einen mit den anderen machen, welche zwischenmenschlichen, sozialen Auswirkungen die Schmerzen haben. Insofern ist die psychische Dimension eine doppelte: die psychische und die soziale Dimension des Schmerzes.

Dimension IV ist die Dimension des *Ich-Bewusstseins*, die *kognitive, geistige* oder *spirituelle Dimension*, durch die der Mensch die Möglichkeit hat, eine Haltung seinem Schmerz gegenüber einzunehmen. Dadurch kann er dem Schmerz eine Bedeutung geben, die eine Wertsetzung möglich macht und die Frage nach dem Sinn und der Bedeutung der Schmerzen im Leben stellt: Fragen nach dem Warum, dem Wofür, dem Woraufhin der Schmerzen und eben die Frage, was die Schmerzen dem Betroffenen selbst sagen können.[33]

In der ersten, der körperlichen Dimension, kann der *Schmerz als Signal*, als Aufforderung verstanden werden; insbesondere als diagnostische und therapeutische Aufforderung zum Nachschauen, welche Erkrankung oder Verletzung den Schmerz ausgelöst hat.

In der zweiten Dimension können *Schmerzen als ein Hilferuf* einerseits des Leibes an die Seele verstanden werden, aufmerksam und achtsam zu werden, was dem Körper alles abverlangt wird, was man ihm zumutet und worin man ihn vielleicht überfordert hat. Hier hat der Schmerz auch eine rehabilitative, schützende Komponente, die zu Schonung und Ruhe auffordert. Gleichzeitig ist der Schmerz in dieser Dimension auch ein Appell an die Umwelt, an die Angehörigen und Mitmenschen, die durch den Schmerz aufgefordert werden können, zu handeln, zu helfen, zu unterstützen.

In der dritten, der seelischen Dimension kann erlebt werden, wie Schmerzen die zwischenmenschlichen Beziehungen prägen und verändern können, indem sie über Hilfe und notwendige Unterstützung hinaus auch Zuwendung, Zuspruch, Trost und Entlastung einfordern, eine Beziehung enger und intensiver machen können – durchaus auch zu eng für einen Partner, wodurch die Beziehung einer schweren Belastung ausgesetzt sein kann.

Chronische Schmerzen eines Partners können in einer Beziehung auch sehr zwingend auf den anderen wirken, was zu einer Belastung oder zu einer Krise führen kann.

In der vierten Dimension, der Ich-Dimension, der geistigen oder spirituellen Dimension, können Schmerzen als *Infragestellung oder Herausforderung des Verhältnisses von Selbst zur Welt* erlebt werden, als eine Aufforderung, die eigene Biografie in ihrer Entwicklung von der Vergangenheit in die Zukunft hinein zu reflektieren und die eigenen Bewältigungsmöglichkeiten und insbesondere die persönlichen Bewertungen der Schmerzen zu bedenken.

Hier liegen Möglichkeiten für Erfahrungen, die wir vielleicht nur durch Schmerzen machen können, wobei wir diese durch die Schmerzen angeregten und über die Schmerzen hinausführenden Erfahrungen meist *nicht im* Schmerz, im Zustand des Schmerzerleidens selbst machen, sondern *durch* die Schmerzen, wenn das Schlimmste überstanden ist. Hier zeigt sich, dass eine angemessene Schmerztherapie auch in diesem Sinne sinnvoll und notwendig ist – aber eben nicht nur im „Wegmachen" der Schmerzen bestehen sollte, sondern auch Gelegenheit für eine Reflexion, für eine Besinnung auf Fragen nach dem Woher und dem Wohin der Schmerzen oder des Schmerzenden eröffnen sollte. Hier bieten bewegungstherapeutische, kunsttherapeutische und psychotherapeutische Angebote eine wichtige Ergänzung der medikamentösen Schmerztherapie.

„Der Schmerz hält den gesamten Horizont besetzt, erfüllt alles."[34] Schmerz ist nach unserer bisherigen Betrachtung als ein gesteigertes, fixiertes, unerwünschtes Bewusstsein zu verstehen, das sich entweder primär (aus verschiedenen Ursachen) als Körperschmerz im oder am Leib zeigt, oder als Seelenschmerz in der Seele. Als *Körperschmerz* ist es ein Bewusstsein, das an falscher Stelle (in einem Organ) zu viel, zu stark auftritt: als Leib- Bewusstsein, anstelle eines weltoffenen Bewusstseins durch den Leib. Als *Seelenschmerz* ist es ein Bewusstsein, das zu viel, zu stark an ein seelisches Thema (z. B. eine Erinnerung, eine Vorstellung) fixiert und dabei zu wenig mit dem Leib verbunden ist.

Ohne Bewusstsein kein Schmerz. Joseph Beuys soll sogar gesagt haben: Ohne Schmerz kein Bewusstsein.[35] Jede effektive medikamentöse Schmerztherapie berücksichtigt (unausgesprochen) den Zusammenhang von Schmerz und Bewusstsein: Analgesie, Anästhesie, Narkosemittel, Schmerzmedikamente, Sedativa, alle diese Maßnahmen setzen entweder an der nervösen Übertragung zum Gehirn an, oder im Gehirn direkt, um Empfindung und Bewusstsein einer Körper-Wahrnehmung zu reduzieren oder auszuschalten, mit dem Effekt, dass der Patient keinen Schmerz mehr spürt.

Ausschalten des Bewusstseins ist insofern die radikalste Form der medikamentösen Schmerztherapie. Viele andere, nicht medikamentöse Schmerztherapien beruhen darauf, durch unterschiedliche Maßnahmen das „fixierte“ Bewusstsein von der schmerzenden Körperstelle (z. B. Nacken, Rücken) oder von dem beherrschenden psychischen Thema zu befreien. Jede Form von Ablenkung funktioniert ähnlich. Allerdings sollte man auf keinen Fall, wie es die moderne Medizin gerne tut, reduktionistisch das Bewusstsein mit dem Gehirn gleichsetzen und zu dem Schluss kommen, der Schmerz sei lediglich ein Phänomen des Gehirns und könnte dort therapiert werden. „Nicht Gehirne, sondern Menschen haben Schmerzen.“[36] Schmerzen sind immer Schmerzen eines Menschen. Schmerz ist eines der wichtigsten medizinischen Symptome, aber er ist nicht objektivierbar, er entzieht sich allem Messbaren, er ist immer nur das, was ein Mensch als *seinen* Schmerz erlebt und beschreibt. Der medizinische Befund einer Verletzung, einer Wunde, einer Organerkrankung kann Hinweise darauf geben, dass Schmerzen vorliegen können; aber es gibt keine eindeutige und zwingende Korrelation, ob – und wenn ja in welcher – Intensität und Qualität Schmerzen tatsächlich von dem betreffenden Patienten erlebt werden und wie sie von ihm gedeutet und bewertet werden, oder mit welchen Gefühlen und Gedanken der Schmerzkranke seine Schmerzen begleitet. Dieses Erleben, die Gefühle und Gedanken sind allerdings entscheidend wichtig für eine angemessene, individuelle Schmerztherapie.[37] Denn sie entscheiden mit, wie heftig oder erträglich die Schmerzen erlebt werden, mithin wie stark die Schmerzmedikation sein muss oder nicht sein muss oder welche anderen schmerztherapeutische Verfahren in diesem Fall Anwendung finden können.[38]

Menschen mit Schmerzen sollen behandelt werden, und zwar angemessen, effektiv und gut. Dazu gehören in jedem Fall mehr als nur die richtigen Medikamente. Menschen mit Schmerzen sollen behandelt werden, so wie sie es für sich als angemessen und passend finden. Dazu gehört eine gute Aufklärung über die Möglichkeiten, über Wirkung, Wirksamkeit und Nebenwirkungen oder Folgen der Therapie. Und es gehört dazu, dass der Arzt oder der Therapeut auf den Schmerzkranken hört.

Schmerz ist mehr als ein unangenehmes Sinnes- oder Gefühlserlebnis. Schmerz erfasst uns immer in allen menschlichen Dimensionen: am Leib wie im Leben, in der Seele wie im Ich; und er betrifft auch unsere Mitmenschen. Es gibt keinen Schmerz, der *nur* körperlich oder *nur* seelisch wäre. Immer ist er beides, immer berührt er auch Lebensfunktionen des Körpers und geistige Fähigkeiten der Seele. Wir spüren Schmerz, wir empfinden ihn, wir fühlen uns betroffen von ihm und wir bewerten ihn. Wir können ihn am Leib lokalisieren, wir können ihn diffus wandernd oder strömend erleben, wir können ihn kurz und heftig, rhythmisch wiederkehrend oder permanent anhaltend spüren; er verändert unsere Stimmung und unser Gefühlsleben, er kann uns Angst machen und Sorgen um unsere Zukunft; er prägt uns in unseren Plänen, Zielen und Werten. Schmerz ist der große Veränderer in uns – und auch um uns.

Schmerz tut zwar immer weh, ist aber nicht immer schlecht; er wird zwar (normalerweise) nicht ersehnt, ist aber dennoch oft eine Hilfe.[39] Er kann uns aus der Bahn werfen, aber er kann uns auch einen Weg aufzeigen. Er zwingt sich uns auf – und lässt uns dennoch frei: wie wir uns zu ihm stellen, welche Bedeutung, welche Bewertung wir ihm geben. Der Schmerz ist eindeutig und widersprüchlich zugleich: er plagt uns und er gewährt uns etwas; er zwingt uns und er lässt uns; er ist lebensgefährlich und er ist lebensrettend. Der Schmerz ist ein Übel, oft eine Qual – und auch ein Geschenk. Er ist offensichtlich, wenn wir ihn spüren – und er ist ein Rätsel, wenn wir ihn verstehen wollen. Er ist ein Geheimnis.

Schmerz ist ein komplexes, vielgestaltiges und vieldeutiges, unangenehm erlebtes, selten folgenloses, den Menschen insgesamt – leiblich, seelisch-geistig und sozial – berührendes Ereignis, aus äußeren oder inneren körperlichen Ursachen, aus seelischen, sozialen oder mentalen Anlässen, das viele Deutungen zulässt, oft schwer zu verstehen ist, aber nie sinnlos; ein Ereignis, das nicht mit einer Bewertung erfasst ist, das aber immer eine Deutung einfordert, das nicht vermeidbar ist im Leben und auch nicht besiegbar. Schmerz ist und bleibt ein Begleiter des Menschen.

Hinzu kommt, dass der Schmerz den Menschen auch als Inhalt seines Gedächtnisses, als Thema seiner Erinnerungen begleiten kann. Und das nicht nur, weil wir einen heftigen Schmerz vielleicht nicht vergessen können, sondern weil der Schmerz selbst ein Ergebnis individueller psychisch-mentaler Leistung und persönlicher biografischer Erfahrung ist.

> *Die neuere Schmerzforschung betont deshalb, das Schmerz als elaborierte, komplexe Reaktion das Resultat von individuellen Lern- und sozialen Übertragungsprozessen ist. Zum einen schreibt sich das Begreifen von Schmerz – auch die richtige (automatische) Reaktion darauf – in das Schmerzleitungssystem eines Organismus ein und wird vom Menschen im Zuge seiner Sozialisation und Persönlichkeitsformung erlernt. In naturwissenschaftlichen Publikationen wird von einem körperlichen, neuronalen Schmerzgedächtnis und von erinnerter Schmerzerfahrung gesprochen.*
> *Damit hängt die Vorstellung einer individuellen Physiologie zusammen, die nicht mehr als uniformer biologischer Funktionszusammenhang, sondern als unverwechselbares Resultat einer singulären, irreversiblen Lebensgeschichte betrachtet wird.* [40]

Die Einstellung und die persönliche Haltung zum eigenen Schmerz ist also keine spontane Angelegenheit, sondern vielmehr Ergebnis einer individuellen Lebenserfahrung, Produkt eines biografischen Lern-Erfahrungs- und Bewusstseins-Bildungsprozesses.

Entsprechend gilt: *die erste Herausforderung in der Bekämpfung von Schmerz ist seine Bewertung.* [41] In den meisten Fällen von akuter Schmerzerfahrung kommt die Bewertung schnell und unbewusst; bei chronischem Schmerz hat der Mensch dagegen viel Zeit, sich um eine bewusste Haltung zu bemühen. Wir können allerdings auch *vorsorglich* unsere persönliche Haltung zum Schmerz reflektieren: Was bedeutet mir Schmerz und wie will ich versuchen, ihm zu begegnen, wenn er mich trifft?

Natürlich macht es einen großen Unterschied über Schmerz nachzudenken, wenn man ihn nicht hat – oder gerade einen akuten Schmerz zu erleben. Dennoch hilft die vorherige, *gesunde* Beschäftigung mit dem Phänomen Schmerz, durch die wir uns eine Grundlage schaffen können, auf der unsere *individuelle Physiologie und Psychologie* dem Schmerz begegnen kann. Schmerz ist nicht nur ein biologisches Faktum, nicht nur ein physiologischer Prozess, nicht nur eine unangenehme Sinnes- oder Gefühlserfahrung, Schmerz ist immer auch die Erfahrung einer Suche nach Sinn und Deutung.

WIE BEGEGNEN WIR DEM SCHMERZ?

> *Der Schmerz ließ nicht nach, aber Iwan Iljitsch zwang sich, selber zu glauben, dass es ihm besser gehe. Der Betrug gelang ihm auch so lange, als ihn nichts aufregte. Bei dem ersten Streit mit der Frau jedoch, bei einer Unannehmlichkeit im Dienst, bei schlechten Karten fühlte er sofort die ganze Macht des Schmerzes.* [42] Tolstoj

Es ist also nicht geboten, über Schmerzen etwas auszusagen, sondern sich ihnen schweigend zuzuwenden, um auf sie zu hören. [43]

Victor von Weizsäcker

Kommt dir ein Schmerz, so halte still und frage, was er von dir will! [44] Emanuel Geibel

Wenn uns ein Schmerz trifft, wenn wir morgens mit Kopfschmerzen aufwachen, wenn uns plötzlich nach einem opulenten Essen eine Gallenkolik heimsucht, wenn wir schlagartig einen vernichtenden Schmerz im linken Arm und in der Herzgegend spüren, oder wenn sich stetig von Tag zu Tag ein Zahnschmerz immer weiter steigert – wie begegnen wir einem solchen Schmerz?

Oder wenn sich die Sorge, im Leben versagt zu haben, nicht mehr wegschieben lässt; wenn sich der bedrohliche Kummer einstellt, dass der geliebte Mensch nicht mehr zurückkommt; wenn die Verzweiflung wächst, weil die Geliebte einen verlassen hat; wenn der Gedanke an die Heimat, an die Eltern unerträglich ist, weil es die Heimat und die Eltern nicht mehr gibt, weil Krieg und Vertreibung und Flucht alles weggenommen haben, was einem lieb war – wie können Menschen solchen Schmerzen begegnen?

Der ersten, primär leiblichen Kategorie von Schmerzen begegnen wir beispielsweise überrascht, erschrocken, verärgert, ratlos, erleichtert, nachdenklich, besonnen, wütend, verzweifelt, deprimiert, hoffnungsvoll oder hoffnungslos, abwehrend, abwartend-hektisch, ignorierend, verleugnend, dissimulierend, überspielend, dramatisierend, empfindungslos, überwältigt, ängstlich, mit innerer Stärke, furchtsam, erstarrt, ablehnend, erschrocken, erschüttert, differenzierend, fragend, schimpfend, betroffen, verständnislos oder verständnisvoll, nach Erklärung suchend, nach Ursachen fragend, nach Abhilfe forschend, fragend, suchend, vielleicht – endlich – erkennend ...

Der zweiten, primär seelischen Kategorie von Schmerzen begegnen wir eher mit Rückzug, mit Nachdenken, Grübeln, ständigem Sorgen, mit Ärger oder mit Schuldgefühlen, mit einer Wut der Verzweiflung, mit der letzten Energie zur eigenen

Rettung, mit Verzweiflung und Trauer, mit Appetitlosigkeit und Schlafstörungen, mit körperlichen Schmerzen, mit einer Hoffnung auf Hilfe oder Rettung, mit einem Glauben, dass es doch noch weiter geht ...

Wenn uns ein Schmerz überkommt, dann sind wir herausgefordert. Ob wir selbst betroffen sind vom Schmerz oder ob Mitmenschen von uns betroffen sind – in jedem Fall sind wir gefragt, was wir jetzt, im Falle eines Schmerzes, empfinden, fühlen, denken und tun; wie wir uns als Mensch dem Schmerz gegenüber verhalten, welche Haltung wir dem Schmerz gegenüber finden. Was wir in einem akuten Schmerzfall jeweils denken, fühlen und tun, welche Verhaltensweisen wir dazu finden, hängt von der Haltung ab, die wir früher im Leben hatten und jetzt im aktuellen Fall dem Schmerz gegenüber einnehmen. Unsere innere Haltung prägt unser Verhalten. Welche Haltung dem Schmerz gegenüber können wir finden?

Das ist natürlich eine persönliche Angelegenheit, die von Lebensalter und Lebenserfahrung, von sozialer und kultureller Zugehörigkeit, Religion oder Weltanschauung, von Erziehung und Bildung beeinflusst werden kann. Die Zeit und die jeweilige Zivilisation, Kultur, Wissenschaft, Einflüsse von Werbung und Politik, Begegnungen und Beziehungen mit Menschen prägen unsere Haltungen gegenüber dem Schmerz; ob uns das bewusst ist oder unbewusst bleibt, wirksam sind unsere Haltungen in jedem Fall. Doch als erstes begegnen wir unserem Schmerz unvermittelt, spontan, unvorbereitet, noch nicht bewusst, sondern ganz abhängig von der Erscheinung des Schmerzes selbst: Wo, wann, wie und warum kommt der Schmerz?

Das sind die primären Kriterien, vor allem bei akutem körperlich erlebtem Schmerz:

- An welchem Organ, an welcher Stelle am Körper spüren wir Schmerz?
- Wann, zu welcher Tageszeit kommt der Schmerz – wie kurz oder lange hält er an?
- Wie ist die Qualität des Schmerzes: Ist er stechend, bohrend, brennend, krampfend, ist er warm, heiß oder kalt?
- Wie ist die Intensität des Schmerzes: Ist er leidlich erträglich, heftig oder unerträglich?

Es sind die Kriterien der Lokalisierbarkeit am Körper, der Einordnung in der Zeit, der Beschreibung der Qualität und der Intensität.

Bei primär seelisch erlebtem Schmerz sind diese Kriterien naturgemäß etwas verschieden:
Anstelle der Lokalisierbarkeit am Körper versuchen wir eine „Verortung" in der Seele. Beherrscht der Schmerz vor allem die Gefühle und Stimmungen? Prägt er primär die Gedanken und Vorstellungen, oder bestimmt er besonders die Absichten und Handlungen?

Tatsächlich erleben wir jeden Schmerz, ob primär körperlich oder seelisch, immer sowohl auf körperlicher wie auch auf seelischer Ebene: körperlicher Schmerz beeinflusst auch unsere Stimmung sowie unser Denken und Handeln; seelischer Schmerz drückt sich auch in unserem körperlichen Befinden, in Appetit und Schlaf aus, in unserer Körperhaltung und oft explizit auch in körperlichen Schmerzen, die dann den primär seelischen Schmerz übertönen können.

Je nach Art dieser Kriterien, die wir an unseren Schmerzen wahrnehmen, schließen sich unterschiedliche Empfindungen, Gefühle und Gedanken an, die den Schmerz einzuordnen versuchen: als bekannt oder neu, als harmlos oder bedenklich, als

unerklärlich oder gefährlich. Entsprechend folgen Vorsätze, Entschlüsse, Handlungen, Hilferufe.
Das kann bei akut heftigen Schmerzen sehr schnell gehen, innerhalb weniger Augenblicke oder Minuten. Es kann sich in anhaltenden Schmerzsituationen aber auch lange hinziehen, über viele Wochen, bis es dramatisch wird oder sich anders klärt. Im Laufe dieses Prozesses haben wir unseren Schmerz natürlich auch bewertet, ihn gedeutet, ihm eine Bedeutung zu- oder abgesprochen, mehr oder weniger bewusst, reflektiert oder unreflektiert.

Aus therapeutischer Sicht gilt: *Die Bewertung und Deutung, die wir einem Schmerz geben, ist genau so wichtig und genau so wirksam, wie die Medikamente, die wir gegen ihn einnehmen.*

Die eine Seite, die Wahl der Medikamente, wird beeinflusst von Wissenschaft, Medizin, Pharmaindustrie, Werbung; die andere, die Bewertung und Deutung, wird beeinflusst von Mitmenschen, Gesellschaft, Religion oder Weltanschauung.

Jeder Schmerz ist ein persönlicher, individueller Schmerz. Also dürfen auch Deutung und Bedeutung des eigenen Schmerzes persönlich und individuell sein. Sie müssen sich nicht nach vorgegebenen Meinungen richten.

Schmerz muss man nicht bekämpfen wie einen Feind – es scheint mir sinnvoller, ihn zu übersetzen, wie einen fremdsprachlichen Text: ihn in die eigene, verständliche Sprache übersetzen, in Gedanken, in Einsichten, in persönliche Haltung und Handlung.

Trotzdem herrscht vielfach noch die Meinung vor, Schmerz sei zu vermeiden und wenn er dennoch einmal auftritt, müsse er mit den Möglichkeiten der Medizin besiegt oder mindestens beseitigt werden. Wozu sich also Gedanken machen über etwas, das man wegmachen will und kann?

Wir kennen die Schlagwörter von der „schmerzfreien Geburt“ über das „schmerzfreie Krankenhaus“ bis hin zum „Recht auf ein schmerzfreies Leben“. Aber was ist es, was wir da versuchen, aus unserem Leben wegzumachen, zu verdrängen? Ist es wirklich immer nur ein unnützer sinnloser Schmerz?

Wir begegnen dem Schmerz meist ablehnend und abwertend, ohne ihn gut genug zu kennen. Schmerzen haben viele Gesichter, sie sind wie Spiegelbilder, die sich verändern, je nachdem wie man sie anschaut. Wenn wir den Schmerz nicht immer automatisch und reflexhaft als negativ und störend bewerten, sobald er auftritt, sondern uns die Freiheit nehmen, den Schmerz nach einem Sinn, nach Bedeutung und Zusammenhang zu befragen, dann verwandelt sich nicht nur der Anblick des Schmerzes, sondern auch sein Erleben. Der innere Bezug zu meinem Schmerz definiert sich über die Bedeutung, die er im Moment seines Auftretens annimmt, die wir ihm geben oder die er in seinem weiteren Verlauf von uns oder anderen zugeschrieben bekommt. Der Schmerz ist ein mehrdimensionales Ereignis. Der Schmerz wird, wie es Siegfried Lenz beschreibt, „zum existenziellen Erlebnis [...] Er ist ein Urphänomen, ist an den Menschen gebunden, einfach, weil unser Leben verletzlich ist“.[45]

Schmerz ist ein Phänomen des menschlichen Lebens; Schmerzen begleiten uns von der Geburt bis zum Tod – und es gibt wohl keinen Menschen, der ohne Schmerzen durch sein Leben kommt.

Als Mitmensch einem Schmerzgeplagten gegenüber haben wir meistens verschiedene Verhaltensmöglichkeiten: Wir können Trost, Berührung, Beistand, Unterstützung, Hilfestellung geben – bis hin zur professionellen Behandlung. Wir können uns aber auch hilflos, überfordert, ekelerregt, angstvoll oder unangenehm berührt von der Schmerzsituation abwenden.

Wir können auch wütend oder verzweifelt reagieren, dass uns das gerade jetzt passieren muss, wo wir doch so in Eile sind – wir kennen solche Gefühle oder Gedanken und entsprechende Verhaltensweisen.

Wenn wir aber selbst von Schmerz betroffen sind, haben wir ebenfalls mehrere Möglichkeiten, dem Schmerz zu begegnen. Wir können auch uns selbst gegenüber hilfreich, unterstützend und tröstend sein und uns überlegen, was uns jetzt in dieser Situation von Schmerz gut tun kann, anstelle auf den Schmerz zu schimpfen, zu hadern und zu fluchen.

Schmerz ist ein Begleiter des Menschen seit Beginn der Schöpfung; seit wir Zeugnisse menschlicher Kultur haben, beschäftigen sich die Menschen mit dem Schmerz. Schmerz ist wohl eine der ältesten und persönlichsten menschliche Grunderfahrungen. Immer wollten die Menschen den Schmerz verstehen, unter dem sie zu leiden hatten. Immer wollten sie ihn vermindern und überwinden. Immer wollten Menschen ihren schmerzgeplagten Mitmenschen beistehen und helfen, ihren Schmerz verstehen, ihn ertragen und überstehen zu können.

> *Wenn es dem Menschen jedoch gelingt, sich dem Schmerz gegenüber zu behaupten oder ihn gar zu überwinden, verschafft er sich durch ihn eine Horizonterweiterung, in der er den Wert der Existenz, den Genuss des Augenblicks erkennt. Alles hängt von der Bedeutung ab, die der Mensch dem Schmerz gibt. So sehr der Mensch durch das Auftreten von Schmerz die Lust am Leben verlieren kann, so schnell kehrt sie wieder, wenn der Schmerz abnimmt. Schmerz erinnert an die Glut der Existenz, er ist ein Memento Mori, das auf das Wesentliche zurückführt.* [46]

Schmerz war und ist zuallererst eine persönliche und eine mitmenschliche Herausforderung und Aufgabe. Mit den ersten Deutungen und Interpretationen des Schmerzes in den frühen Kulturen wurde er auch zum Thema priesterlicher Tätigkeit. Die Priester, Schamanen und Eingeweihten waren auch die Ärzte der Menschen. In diesen frühen Zeiten entwickelten sich neben den priesterlichen Maßnahmen zur Linderung und Heilung (z. B. Tempelschlaf, Heilschlaf, Opfer und Gebete) langsam auch kulturelle Riten (Musik, Gesang, Tänze, schauspielerische Darstellungen, und Darstellungen durch die Bildenden Künste). Mit zunehmender Hinwendung zur Natur, in der griechischen Kultur beispielsweise ab dem 8. Jahrhundert vor Christus, entwickelte sich auch eine Naturphilosophie und Naturerkenntnis, die einen Bezug zum gesunden und kranken Menschen erkannte und entsprechende Heilmittel aus der Natur entnehmen konnte. Aber nicht nur Priester und Ärzte, Schamanen und frühe Naturphilosophen haben sich mit dem Phänomen des Schmerzes beschäftigt. Ebenso griffen die Philosophen von Aristoteles bis Wittgenstein und Heidegger, die Dichter von Homer bis Christa Wolf und die bildenden Künstler von der Laokoon- Darstellung bis Frida Kahlo den Schmerz als ihr Thema auf. Der Schmerz ist als Phänomen zu groß und zu wichtig, um ihn allein der Medizin zu überlassen; länger und nicht weniger intensiv haben sich die Religionen, die Philosophen, die Dichter und die Bildenden und Darstellenden Künstler mit dem Thema Schmerz beschäftigt und sind naturgemäß zu ganz anderen, aber deshalb nicht weniger wichtigen Ansichten und Einsichten über den Schmerz gekommen, als die Medizin.

In den Religionen hatte Schmerz immer eine wichtige Bedeutung. Im Alten Testament finden wir im Buch Hiob eine der beeindruckendsten Schilderungen, wie ein Mensch

Schmerzen ertragen muss, wie er selbst und seine Mitmenschen damit umgehen und welche Bedeutung letzten Endes das Leiden Hiobs hat. Die Geschichte von Hiob ist im Grunde eine Geschichte von der Suche nach dem verlorenen Sinn.

Hiob wird als frommer, rechtschaffener und gottesfürchtiger Mensch geschildert, der nichts Böses in seinem Leben getan habe. Da kommt es eines Tages zu einer Begegnung zwischen Satan und Gott dem Herrn: Satan behauptet, Hiob sei nur deshalb ein so frommer und gottesfürchtiger Mann, weil Gott ihn mit all seinem Reichtum und Besitz schütze. Da vereinbaren der Herr und Satan eine ähnliche Wette, wie sie später Goethe in Gestalt der Wette zwischen dem Herrn und Mephisto um Fausts Seele als Ausgangspunkt für seine Faustdichtung genommen hat. Im Buch Hiob wetten der Herr und Satan um Hiobs Frömmigkeit. Gott erlaubte Satan, Hiob alles zu nehmen, ihm aber nicht an den Leib zu gehen.

Daraufhin verliert durch den Einfluss des Satans Hiob zunächst all seinen Besitz und auch all seine Kinder. Eine „Hiobs-Botschaft" nach der anderen erschüttert sein Leben. Er aber bleibt weiter gottesfürchtig und verflucht Gott nicht. Da kommt Satan ein zweites Mal zu dem Herrn und behauptet provokativ, Hiob sei nur deshalb noch so gottesfürchtig, weil Gott ihm seine Gesundheit gelassen habe. Daraufhin erlaubt Gott dem Satan, Hiob auch seine Gesundheit zu nehmen. Und jetzt überfällt Hiob eine äußerst schmerzhafte Erkrankung mit Geschwüren von den Füßen bis zum Scheitel. Hiob erleidet schier unerträgliche Schmerzen, aber er verflucht Gott nicht. Seine Frau rät ihm, sich von diesem Gott, der ihn so ungerecht behandle und leiden lasse, doch endlich abzukehren – aber Hiob bleibt seinem Gott treu. Seine drei Freunde reden auf ihn ein, er solle doch endlich eingestehen, dass auch er Schlechtes getan und Sünden begannen habe, denn anders könne man ja seine Schmerzen nicht verstehen, wenn sie nicht eine Strafe Gottes für begangene Sünden seien. Hiob aber bleibt standhaft, er behauptet seine Rechtschaffenheit und dass er die Schmerzen ungerechterweise von Gott bekommen habe. Er verflucht den Tag seiner Geburt, weil er seine Schmerzen nicht versteht und fordert Gott zu einer Gerichtsverhandlung heraus, in der er beweisen wolle, dass er unschuldig an seinen Schmerzen leide. Das Unerträgliche seiner Schmerzen besteht für Hiob hauptsächlich darin, dass er ihre Ursache und ihren Sinn nicht begreift, dass er sie für ungerecht hält. Er hat seine Schmerzen eindeutig gedeutet und bewertet: sie sind *unrecht*. Daran droht er zu scheitern. Aber er antwortet seinen Freuden auf ihre Vorhaltungen:

> *Siehe, ich schreie: Unrecht! – und werde nicht erhört. Ich rufe um Hilfe, und da ist kein Recht. Er hat meinen Weg verschüttet und ich kann nicht hinüber, und auf meine Pfade legt er Finsternis.* [47]

Die Freunde Hiobs werden für jedes Mitgefühl Hiob gegenüber unempfänglich, weil sie darauf beharren, dass er wegen seiner nicht zugegebenen Sünden selbst verantwortlich sei für seine Schmerzen. Und auch Hiob wird hart in seiner Verteidigung und in der Behauptung seiner Rechtschaffenheit und dass er sogar Recht habe gegenüber Gott, der ihm zu Unrecht dies Schmerzen und dieses Leiden gesandt habe.

Hiobs Leiden ist dreifach: Er leidet unter den körperlichen Schmerzen seiner Geschwüre; er leidet daran, dass ihm seine Deutung der Schmerzen nicht weiterhilft, und er leidet darunter, dass auch seine Frau und Freunde seine Deutung nicht teilen. So ist er allein mit seinem Schmerz und seiner Deutung. Hiob hadert mit Gott und seinen Mitmenschen.

Schließlich greift Gott selbst in die Auseinandersetzung ein und rügt sowohl die Freunde Hiobs, die nicht recht gesprochen hätten, als auch Hiob selbst in dem Sinne, dass es nicht darauf ankomme, dass Hiob alles verstehen müsse, warum ihm sein Unglück, seine Schmerzen und sein Leiden widerfahren seien. Er solle sich vielmehr fragen, *wofür* Gott ihm dieses Schicksal auferlegt habe. Und Hiob erkennt die Überheblichkeit in seinem Anspruch, alles, was Gott tut, verstehen zu wollen und anerkennt, dass es einen Sinn im Handeln Gottes und im Schicksal des Menschen gibt, auch wenn der Mensch diesen Sinn nicht immer versteht.

Die Erlösung von seinen Schmerzen und die Wiedergutmachung in seinem Leben erfährt Hiob aber erst, nachdem er sich für seine von Gott bestraften Freunde eingesetzt hat.

> *Und der Herr wendete das Geschick Hiobs, als er für seinen Freunde Fürbitte tat.* [48]

Der Einsamkeit, den Vorwürfen, der Verzweiflung und der Sinnlosigkeit, die Hiob zu all seinem Unglück und den körperlichen Schmerzen zusätzlich erlitten hat, setzt die Erzählung von Hiob das Vertrauen entgegen. Das Vertrauen, dass es auch dann einen Sinn gibt, wenn man ihn momentan nicht erkennen kann, weil man ihn in der Vergangenheit sucht, der Sinn aber sich erst in der Zukunft zeigt.

Die Erfahrung des Hiob zeigt uns urbildhaft im Umgang mit Schmerzen und Schicksalsschlägen, dass uns die Frage, warum und woher wir dieses oder jenes erleiden müssen, nicht immer weiterhilft; dass wir vielmehr sowohl als Betroffene wie als Ärzte und Therapeuten uns die Frage stellen können, wofür und wozu ein Leiden da sein kann.

Bei Hiob war es offensichtlich die Wendung von seiner Selbstbezogenheit, sowohl im Schmerz wie im Willen zum Rechtbehalten, hin zu Interesse, Hinwendung und Fürbitte für seine Mitmenschen.

In der griechischen Antike finden wir Schilderungen von Schmerz-Situationen bei Homer in der Ilias[49] bei den Kämpfen zwischen Griechen und Trojanern.

Mit einer beeindruckenden Präzision werden brutale Kämpfe mit schweren und tödlichen Verletzungen geschildert. So lesen wir im 20. Gesang:

Auch Agenors Sohn dem Echeklos
Schwang er tief in den Schädel das Schwert mit
gewaltigem Hefte:
Ganz warm ward die Klinge vom spritzenden Blut;
und die Augen
Übernahm der finstere Tod und das grausige Verhängnis.
Auch den Deukalion jetzt: wo der Sehnen Geflecht
sich vereinigt
Unter dem Buge des Arms, dort traf, die Rechte
durchbohrend,
Ihn das spitzige Erz; und er harrt, am Auge gelähmet,
Vor sich schauend den Tod; doch das Schwert in den
Nacken ihm haut er,
Dass mit dem Helme das Haupt ihm enttaumelte;
und aus den Wirbeln
Spritzte das Mark ihm empor, und er lag auf
der Erde sich streckend.

Von wilden Verletzungen erfahren wir, aber mit keinem Wort werden hier Schmerzen erwähnt. Dagegen hören wir, als die unsterblichen Götter Aphrodite und Ares selber in unterschiedlichen Kämpfen verwundet werden, wie sie ein furchtbares Geschrei und Gebrüll von sich geben. Dem Kriegsgott Ares hat im Kampf ein Speer den Bauch durchbohrt, da legt er los:

Da brüllte der eherne Ares:
Wie wenn zugleich neuntausend daher schrien;
ja zehntausend
Rüstige Männer im Streit, zu schrecklichem Kampf
sich begegnend.
Rings um erbebte das Volk der Troer umher und Achaier,
Voll von Angst: so brüllte der rastlos wütende Ares. [50]

Es wirkt zunächst überraschend und wenig glaubhaft, von den schweren Verletzungen zu lesen, ohne Schmerzen erwähnt zu finden. Kannte Homer die Schmerzen von Verletzungen nicht? Da finden wir im 16. Gesang eine bemerkenswerte Stelle, als nach Patroklos' Tod Glaukos helfen soll, der aber selbst verwundet ist:

Dem Glaukos aber war es ein schrecklicher Kummer,
als er die Stimme hörte,
Und das Herz wurde ihm bewegt, da er ihm
nicht helfen konnte.
Und mit der Hand fasste er den Arm und drückte
ihn zusammen,
denn ihn quälte
die Wunde, die ihm Teukros geschlagen hatte mit
dem Pfeil, [...]
Und er betete und sprach zu dem Ferntreffer Apollon:
Höre, Herr! Der du irgendwo in Lykiens fettem Gau
Oder in Troja bist – doch du vermagst überall zu hören

Einen Mann, der bekümmert ist, so wie mich jetzt
Kummer ankommt.
Denn ich habe diese Wunde, die schwere, und rings
ist mir der Arm
Von scharfen Schmerzen durchbohrt, und nicht kann
das Blut mir
Trocknen, und beschwert wird mir davon die Schulter.

Die Lanze kann ich nicht sicher halten und auch
nicht hingehen
Und mit den Feinden kämpfen. Und der Mann, der
beste, ist umgekommen:
Sarpedon, des Zeus Sohn, und der hilft nicht einmal
dem eigenen Sohn!
Aber du, Herr! Heile mir diese schwere Wunde!
Und stille die Schmerzen, und gib Stärke, dass ich
den Gefährten
Zurufe, den Lykiern, und sie zu kämpfen antreibe,
Und auch selbst um den Toten, den hingestorbenen,
kämpfe.
So sprach er und betete, und ihn hörte Phoibus Apollon.
Sofort ließ er aufhören die Schmerzen, und an der
leidigen Wunde
Trocknete er das Blut, das schwarze, und warf ihm Kraft
in den Mut.
Und Glaukos erkannte es in seinem Sinn und freute sich,
Dass ihn schnell erhörte der große Gott, als er betete.

Schmerzen gab es also durchaus auch bei den Helden Homers. Das Fehlen von Schmerzen in vielen Schilderungen widerspricht nicht dem Realismus in den genauen Beschreibungen der Verwundungen; vielmehr wissen wir heute genau, dass starke Gefühle und heftige Affekte die Wahrnehmung von Schmerzen blockieren können. Seit einer Untersuchung an amerikanischen Soldaten im Zweiten Weltkrieg wissen wir, dass viele Soldaten mit schweren Verwundungen bis zu zwölf Stunden nach der Verletzung keine oder nur leichte Schmerzen spürten.[51] Das Schmerzerleben ist direkt abhängig von der Art oder überhaupt vom Vorhandensein einer Verletzung; es ist aber auch abhängig und beeinflussbar von den Gefühlen, Affekten, Gedanken, Hoffnungen oder Ängsten des Betroffenen.

Im Lukas-Evangelium steht das berühmte Gleichnis vom barmherzigen Samariter.[52] Darin gibt Jesus einem Schriftausleger, der ihn auf die Probe stellen wollte, ein Gleichnis als Antwort auf die Frage, was es heißen solle: *Der ein Mensch ist wie du, dein Bruder.*

> *Es gab einen Mann, der von Jerusalem nach Jericho ging und, zwischen dem Gebirge und der Ebene, den Räubern in die Hände fiel. Die warfen ihn nieder, zogen ihn aus, schlugen ihn halbtot und ließen ihn liegen: So fand ihn ein Priester, der zufällig den gleichen Weg ging wie er. Der sah den Mann – und ging weiter. Wenig später kam ein Levit an die Stelle; auch er sah den Mann – und auch er ging weiter. Schließlich kam ein Samariter vorbei, und als der den Mann sah, hatte er Mitleid mit ihm, trat auf ihn zu, wusch ihm seine Wunden mit Öl und Wein aus, verband sie, hob den Mann auf sein Lasttier und brachte ihn zu einer Herberge. Dort versorgte er ihn und blieb bei ihm bis zum anderen Tag. Dann gab er dem Wirt zwei Silberstücke: Das ist für die Pflege, sagte er, wenn du mehr brauchst, will ich's dir bezahlen. Ich komme zurück.*

Was meinst du, fragte Jesus, wer von den dreien stand dem Überfallenen bei? Wer ist ihm ein Bruder gewesen? Da sagte der Schriftausleger: Der Barmherzige ist es gewesen, und Jesus antwortete ihm: Tu, was der Samariter getan hat. Geh – und sei wie er![53]

Hier sind wesentliche Elemente nicht nur christlicher Nächstenliebe, sondern auch spezifischer Schmerzbegegnung enthalten: Anteilnahme, Zuwendung, Berührung, Wundversorgung, Pflege, Zuspruch und Zuverlässigkeit.
Auch in der Erzählung von Tolstoi bekommt Iwan Iljitsch von dem Bauern Gerasim menschliche Zuwendung und fürsorgliche Pflege. Aber auch er verfällt in Selbstmitleid, in Hadern, Zweifel und Fragen nach dem Sinn und Warum:

Derselbe nicht nachlassende Schmerz. [...] Er wartete nur, bis Gerasim hinausgegangen war, dann konnte er nicht mehr an sich halten und begann zu schluchzen wie ein Kind. Er weinte über seine Hilflosigkeit, er weinte über seine schreckliche Einsamkeit, er weinte über die Grausamkeit der Menschen, die Grausamkeit Gottes, er weinte darüber, dass es keinen Gott gebe. ‚Warum hast du das alles gemacht? Warum hast du mich bis dahin gebracht? Warum, warum quälst du mich so furchtbar?' Und er wartete auf keine Antwort und weinte darüber, dass es darauf keine Antwort gebe, keine Antwort geben könne. Der Schmerz brach wieder aus. Aber er regte sich nicht und rief nicht. Er sagte zu sich selbst: ‚Und wenn schon, schlag nur, schlag nur! Aber warum? Was habe ich dir getan? Warum?[54]

Fragen, die jeder Mensch mit heftigen oder chronischen Schmerzen kennt.

> *Dann wurde er still, hörte auf zu weinen, hörte auf zu atmen und horchte, nicht auf eine Stimme, die in Silben sprach, sondern auf die Stimme der Seele, auf den Gang der Gedanken, die sich in ihm regten. ‚Was willst du?' War der erste, klare, mit Worten auszudrückende Satz, den er hörte. ‚Was willst du? Was willst du? Was willst du?' wiederholte er. ‚Was?' Nicht leiden, leben! Antwortete er. Und wieder war er ganz Ohr und so gespannt, dass ihn nicht einmal der eigene Schmerz ablenkte.* [55]

Iwan Iljitsch macht eine wichtige Erfahrung: das Selbstgespräch, das Hören auf die eigenen Gedanken, auf die Stimme der Seele. Und der eigene Schmerz hat ihn nicht mehr abgelenkt. Es ist die Anregung, die 40 Jahre später Viktor von Weizsäcker in seinem berühmten Aufsatz Die Schmerzen ausgedrückt hat: „Es ist also nicht geboten, über Schmerzen etwas auszusagen, sondern sich ihnen schweigend zuzuwenden, um auf sie zu hören.“ [56]

Dieses Hinhören gilt sowohl für den Betroffenen wie auch für den Arzt oder Therapeuten.

Wir begegnen dem Schmerz und dem Schmerzkranken in angemessener Weise, wenn wir auf den Schmerz und den Schmerzkranken hören.

Wir können einem schmerzkranken Menschen als Ärzte, Therapeuten oder als Mitmenschen angemessen hilfreich begegnen, wenn wir vier Qualitäten in unserer Haltung berücksichtigen, die seit Jahrhunderten bekannt und immer noch hilfreich und sinnvoll sind:

I. Hinwendung zum Schmerzkranken, Zuwendung mit Aufmerksamkeit, Empathie und Achtsamkeit; für ihn dasein.
II. Berührung, sei es der schmerzenden Stelle am Körper, sei es der Hand des Schmerzkranken, sei es eine therapeutische Anwendung wie ein Verband oder ein Pflaster oder eine Einreibung mit Öl oder Salbe.
III. Trost zusprechen, mit dem Schmerzkranken in ein mitfühlendes, anteilnehmendes, unterstützendes, helfendes Gespräch kommen.
IV. Das Gebet. Für den Schmerzkranken beten, gute Gedanken für ihn haben, liebevoll an ihn denken, seinen Schmerz-Horizont erweitern oder sich auf die Fragen und Erlebnisse des Patienten einlassen, eine spirituelle Orientierung ermöglichen.

Hierin spiegeln sich die vier Dimensionen wider, die wir beim Schmerz beschrieben haben: Die zeitliche und die räumliche Dimension, die Dimension des seelischen Erlebens und die spirituelle Dimension des Schmerzes.

Sind wir selbst von Schmerzen betroffen, dann sind drei Qualitäten hilfreich um mit ihnen angemessen umgehen zu können, ohne zu verzweifeln:

I. Eine achtsame Aufmerksamkeit, die nicht ungeduldig ärgerlich den Schmerz nur verurteilt (z. B. als jetzt gerade ganz unpassend), sondern sich ihm (auch wenn das nicht einfach ist) interessiert zuwendet.

II. Hinhören und mit dem eigenen Schmerz in ein Gespräch kommen: Was will der Schmerz, was hat er zu sagen? Und was bedeutet er mir? Wie kann und wie will ich ihn bewerten, nachdem ich ihn gehört habe?

III. Sich dadurch öffnen für neue Erfahrungen und neue Möglichkeiten, um auf Altes und Bekanntes mit einem anderen Blick schauen zu können. Den eigenen, bisherigen Horizont durch den Schmerz erweitern lassen. Sich der Sinnhaftigkeit, der spirituellen Dimension des Schmerzes öffnen.

Wie schon erwähnt: Das sind natürlich keine „Sofortmaßnahmen“ bei einem akuten Schmerz und sie sind selbstverständlich keine Alternative zu einer oft nötigen medikamentösen, physiotherapeutischen oder anderen Schmerztherapie! Aber wenn der Schmerz behandelt und weitgehend vorbei ist spricht nichts dagegen, sich diese Haltung dem Schmerz gegenüber anzueignen; sie wird sich positiv bewähren. Wir werden unseren Schmerz besser verstehen und bewältigen und im Falle eines chronischen Schmerzes besser mit ihm umgehen können. Wir werden weniger an und unter Schmerzen leiden. Es geht darum, dass man seinen Schmerz begreift, seinen Platz und seine Bedeutung im eigenen Leben. Das geht nicht ohne Anstrengung. Und eine solche Haltung dem Schmerz gegenuber hat eine Voraussetzung: der Schmerz ist nicht sinnlos.

Die Schmerzmedizin vertritt die These, akuter Schmerz habe einen biologischen Sinn als Signal, das auf die zugrundeliegende Erkrankung hinweist. Chronischer Schmerz (ohne organische Grunderkrankung) hat *diesen* biologischen Sinn ganz offensichtlich nicht mehr. Ist er deshalb sinnlos? Kann es nicht einen anderen Sinn des chronischen, nicht organischen

Schmerzes geben? „Der Schmerz teilt etwas mit, er ist eine Information nicht nur über den körperlichen oder seelischen Zustand einer Person, sondern auch über den Zustand ihrer Beziehungen zu anderen. [...] Allein wenn der Schmerz als individuelle Erfahrung von ganz bestimmter Bedeutung begriffen wird, lässt er sich erdulden.“ [57]

Wir sollten es also lernen, dem Schmerz aufmerksamer, achtsamer, hinhörender, fragender, offener zu begegnen. Das widerspricht allerdings stark der in unseren westlichen Gesellschaften propagierten Haltung, Schmerz müsse nicht sein, der Mensch habe ein Recht auf ein schmerzfreies Leben, eine schmerzfreie Geburt oder ein schmerzfreies Krankenhaus. Grundtenor dieser Versprechen ist die Annahme bzw. die unhaltbare Behauptung, Leiden sei prinzipiell sinnlos und Schmerz prinzipiell besiegbar. Aus dieser Haltung ergibt sich dann folgerichtig die heute weit verbreitete Grundhaltung dem Schmerz gegenüber, der immer und überall, koste es was es wolle, vermieden werden müsse. Damit entwickelt unsere Zivilisation nicht nur eine allgemeine gesellschaftliche Schmerzphobie mit Vermeidungsverhalten und zusätzlicher Abhängigkeit von immer mehr und stärkeren Schmerzmedikamenten, sondern sie versagt und verweigert sich einem wesentlichen Erfahrungsraum: der Unterscheidung von Wesentlichem und Unwesentlichem. Denn jede Erkenntnis einer Täuschung, wonach das, was wir bisher für gut und richtig ansahen, doch nicht so ist, tut weh; jede Ent-Täuschung ist schmerzhaft. Aber deshalb nicht vermeidbar, sondern notwendig. Es ist eines der Geheimnisse im Schmerz, auch schon in einem eher harmlosen körperlichen Schmerz, dass wir durch ihn differenzieren lernen können, nicht mehr alle Erfahrungen oder Pläne für gleichwertig zu nehmen: wir können erfahren, was wesentlich ist: „Unter Schmerzen sind wir nicht bereit, alle Erfahrung als gleichwertig anzusehen; vielmehr gelangen wir in den Besitz einer Wahrheit, die vieles andere als unwesentlich erscheinen lässt.“ [58]

Schmerz ist immer der Schmerz des Menschen, der ihn hat, der ihn spürt und erleidet. Schmerz ist nie bedeutungslos. Es liegt an uns, ihm seine Bedeutung zu geben. Lassen wir ihn deutungslos oder erklären den Schmerz und das Leiden an ihm für sinnlos, dann machen wir uns selbst arm und klein. „Nenne mir dein Verhältnis zum Schmerz – und ich will dir sagen, wer du bist. [59]

„Im außergewöhnlichen Umgang mit Schmerzen“, schreibt Jakob Tanner, zeigt sich vielmehr eine künstlerische Subjektivierungsweise, eine Fähigkeit, die eigene Persönlichkeit angesichts eines überwältigenden Einfalls von Sensationen auf eine imaginäre Mitte hin zu zentrieren, was ein kreatives Potenzial und interpretative Innovation freisetzt. Anhand dieses Beispiels (gemeint ist ein Zitat von Hélène Grimaud: ‚Schmerzen sind eine Frage der geistigen Einstellung‘, d. V.) lassen sich zwei Beobachtungen machen: Erstens kann – durchaus in Übereinstimmung mit Erkenntnissen der modernen Medizin – festgestellt werden, dass sich Schmerzempfindungen auch dann, wenn der Blick von außen eine Verwundung des Körpers konstatiert, in bestimmten intensiven Momenten subjektiv gar nicht einstellen, sodass Menschen erfahren können, dass sie in Situationen, in denen normalerweise heftiger, akuter Schmerz verspürt wird, nicht mit dieser Erfahrung reagieren. Daran lässt sich nachweisen, dass es eine geistige Einstellung, ein Weltbezug ist, der dem Schmerz seinen Platz im Kontinuum der Empfindungen zuweist. Zweitens ist die Einstellung zum Schmerz nicht zwingend konsistent. [...] Menschen haben dem Schmerz gegenüber kein eindeutiges Verhältnis. [60]

Aber wir haben alle ein Verhältnis zum Schmerz – und es ist hilfreich und lohnend, über dieses Verhältnis bewusst zu reflektieren. Der Schmerz eines Menschen kann ein Signal sein oder ein Appell, ein *Stellvertreter* oder ein *Augenöffner*. Jeder Schmerz hat eine Botschaft; er spricht zu uns in einem *Dialekt* („Organdialekt" nennt es V. v. Weizsäcker), oder in einer fremden Sprache. Aber er spricht. Wir können auf ihn hören, ihn, vielleicht mit Hilfe anderer, übersetzen und seine Botschaft an uns verstehen lernen. Wir können dann damit machen, was wir wollen. Wir sind frei – auch im Schmerz.

Freilich ist der Zustand eines akuten Schmerzes nicht geeignet, über den Sinn des Lebens zu philosophieren – der akute Schmerz, der bedrohliche Schmerz soll unbedingt angemessen, effektiv und gut behandelt werden. Sofort.

Aber danach, im Rückblick kann die Erweiterung des eigenen Horizonts versucht werden. Denn das kann der Schmerz:
Er kann uns die Augen öffnen.

Kapitel II

SCHMERZ ALS SIGNAL

Der Schmerz, der mich weckte, drehte sich aus dem linken Handgelenk, fräste sich durch den Arm, der schwer und heiß wurde, erreichte die Schulter, lief auseinander, breitete sich als Gitter über die Brust aus, er lastete mit jedem Atemzug mehr und mehr, ein Panzer, der mir die Luft raubte, der mich zunehmend einschnürte und mir Angst machte. Ich lag auf dem Rücken, starrte in die Dunkelheit, Wörter sausten mit einer solchen Geschwindigkeit durch meinen Kopf, dass sie ihren Sinn verloren. Ich fürchtete zu sterben[1]

Eine solch exakte literarische Beschreibung macht es jedem Mediziner leicht, die Diagnose für diesen Patienten zu stellen: Er hatte einen Herzinfarkt. Aber natürlich hat Peter Härtling diese Beschreibung nachträglich geliefert. Oft raubt uns heftiger körperlicher Schmerz die Worte und die Möglichkeit zur Beschreibung.

Heftige Schmerzen können den Menschen zum Schreien bringen und zum Jammern, zum Wimmern und zum Weinen vor Schmerz, zum Stöhnen und Ächzen, zum Zittern, Beben und Klagen. Im Schmerz verkrampfen wir unsere Muskulatur, wir beißen auf die Zähne, wir verrenken unsere Körperhaltung und wir verdrehen unsere Augen; Schmerzen können uns entstellen, Schmerzen können uns versteinern lassen, Schmerzen können uns den Atem nehmen und uns die Sprache verschlagen. Schmerzen lassen uns hadern, zweifeln und nach dem Grund und dem Sinn fragen.

Schmerzen werfen uns zurück auf uns selbst, die Weltoffenheit unseres gesunden normalen Bewusstseins wird fokussiert auf unsere Leiblichkeit, auf unsere Verletzlichkeit, unsere Endlichkeit. Damit können uns Schmerzen auch zum Nachdenken bringen über unser Leben, das Schicksal und den Sinn. Kaum eine Erfahrung ist so vielgestaltig in ihren Erscheinungen und kann so folgenreich sein in ihren Wirkungen wie die Erfahrung von Schmerzen.

SCHMERZ-ERFAHRUNG VI

Zwei Tage nachdem ein junger Mann seinem Kollegen beim Umzug geholfen hatte, spürte er einen Schmerz in der Hand, sah nach und entdeckte bereits eine deutliche Schwellung und Rötung. Er hatte sich offenbar einen Fremdkörper, einen Splitter aus Holz zugezogen, der schon begann zu eitern. Der Schmerz deutete auf eine beginnende akute Entzündung hin, die eine schnelle therapeutische Intervention erforderte.

Schmerz kann verschiedene Charaktereigenschaften haben. Die Eigenschaft, als Signal aufzutreten, als Warnung oder Hinweis verstanden zu werden, ist am längsten bekannt und die offensichtlichste Eigenschaft des akuten körperlichen Schmerzes – wie in dem geschilderten Beispiel. Sein Signal-Charakter weist auf die innere oder äußere Wunde hin, auf die Verletzung, die vielleicht verborgene, innere Erkrankung. Damit macht der Schmerz aufmerksam auf seine mögliche Ursache und eröffnet damit auch seine Behandlungsmöglichkeit. Dies ist der Sinn, den die Medizin dem akuten körperlichen Schmerz schon immer zugestanden hat.

Schmerz wird hier als eine spontane und unabdingbare Signalsprache betrachtet. Wenn wir mit der Hand eine heiße Herdplatte berühren, so ziehen wir sie zurück, bevor wir bewusst einen Schmerz verspüren – es wird also direkt vom Rückenmark aus automatisch ein motorischer Reflex ausgelöst. Unabhängig davon, ob Schmerz als objektiver, neurophysiologischer Vorgang oder in Kategorien eines subjektiven, bewusst empfundenen Schmerzes verstanden wird, schützen die durch ihn ausgelösten Fluchtreaktionen Lebewesen vor Umwelteinwirkungen, welche das Funktionieren des Körpers beeinträchtigen könnten. Die beiden medizinischen Expertinnen Monika Jaquenod und Beatrice Schaeppi formulieren dies so: ‚Die Schmerzempfindung ist eine elementare Voraussetzung für die Erhaltung der körperlichen Integrität. Schmerzen haben eine Warnfunktion und schützen uns vor potenziellen Schädigungen.'[2]

Deutlich ist in dieser Beschreibung die doppelte Qualität des Schmerzes sowohl als objektiver physiologischer, wie auch als subjektiv empfundener Vorgang. Beide Qualitäten sind in dem heutigen, modernen Schmerzverständnis gleichwertig, keiner Qualität kommt eine primäre oder wichtigere Bedeutung zu. Dies spiegelt sich auch in der Schmerz-Definition der Internationalen Gesellschaft zum Studium des Schmerzes (IASP, 1976) wider: „Schmerz ist ein unangenehmes Sinnes- und Gefühlserlebnis, das mit tatsächlicher oder potenzieller Gewebeschädigung verknüpft ist oder mit Begriffen einer solchen Schädigung beschrieben wird."[3] (vgl. Kapitel I) Auch hier wird das frühere Schmerzverständnis als übersteigerter Sinnesreiz um die als gleichberechtigt bewertete seelisch-emotionale Komponente wesentlich erweitert. Weiterhin wird eine kausale Erklärung des Schmerzes durch eine Gewebeschädigung, also eine körperliche Verursachung des Schmerzes aufgegeben. Schmerz kann eben auch ohne Gewebeschädigung, ohne eine körperliche Ursache auftreten. Eine Gewebeschädigung ist weder eine notwendige noch eine hinreichende Bedingung für Schmerz! Das bedeutet, es kann Schmerzen mit und ohne eine körperliche Verursachung geben. In jedem Fall aber ist Schmerz eine subjektive seelisch-bewusste Empfindung; deren Ursache oft nicht hinreichend in einer organischen Veränderung zu finden ist. Der an Schmerzen Leidende erfährt durch den Schmerz in erster Linie etwas über seinen inneren und nicht über einen äußeren Umstand.[4]

Mit dieser Schmerz-Definition kann sowohl der akute als auch der chronische Schmerz beschrieben werden. Der akute Schmerz ist in den meisten Fällen ein körperlich begründeter Schmerz mit der erwähnten Signal- oder Warn-Funktion als Hinweis auf eine zugrundeliegende Verletzung oder Erkrankung. Wesentlich für den akuten Schmerz ist insofern immer die diagnostische Abklärung der körperlichen Ursachen und deren angemessene Behandlung. Mit der erfolgreichen Behandlung der Grunderkrankung sollte auch der Schmerz vorbei sein.

Neben der akuten Behandlung hat der akute Schmerz auch eine rehabilitative Funktion, insofern er Schonung einfordert, eine Ruhigstellung der schmerzenden Körperregion, oft als Bettruhe, vor allem, wenn eine akute Entzündung die Schmerzursache ist.

Schmerz ist immer der Schmerz eines Menschen, der ihn hat, der ihn spürt, fühlt und bewertet. Der akute Schmerz hat neben dem Signal-Charakter sehr oft auch noch einen Aufforderungscharakter im Sinne eines Appells: etwas zu tun, um den Schmerz zu erkennen und ihn bzw. seine Ursache zu behandeln. Dieser Appell-Charakter des Schmerzes hat zwei Aspekte: zum einen richtet er sich an den vom Schmerz Betroffenen, selbst etwas zur Abhilfe zu tun; zum anderen an die Mitmenschen, dem unter Schmerzen Leidenden zu Hilfe zu kommen, etwa im akuten Notfall Erste Hilfe zu leisten.

Zusätzlich zu dem genannten und von der Medizin schon immer anerkannten Sinn des akuten körperlich begründbaren Schmerzes kann der Schmerz aber noch eine weitere Sinn-Dimension haben: nicht nur als Warn-Signal zur Erhaltung der körperlichen Integrität, nicht nur als Appell, etwas zur Schmerzlinderung zu tun, sondern vielleicht auch als Aufforderung zu einer Besinnung auf die aktuelle Lebenssituation, in der der Schmerz aufgetreten ist und in deren Kontext ihm eine Bedeutung für den Menschen zukommt. Eine Bedeutung, die der Betroffene allzu leicht mit dem unangenehmen Schmerz ebenfalls als unangenehm, als unwillkommen, als unnötig abzutun versucht ist. Diesem inneren Appell zur Besinnung können wir problemlos nachkommen, wenn der Schmerz in seiner akuten Beeinträchtigung behandelt und vielleicht sogar „beseitigt“ ist. Nach dem Schmerz sind wir frei, uns Fragen wie diesen zu stellen:

- Warum ist der Schmerz, bzw. die ihm zugrundeliegende Erkrankung oder Verletzung gerade jetzt aufgetreten? Welche Ursachen gibt es dafür?
- Wofür könnte der Schmerz stehen, welche Botschaft kann er für uns haben, wie können wir ihn verstehen im Zusammenhang mit unserer Lebenssituation?
- Wozu können wir uns durch die Schmerz-Erfahrung angeregt fühlen, uns zu entwickeln, uns zu verändern, uns eine neue Orientierung zu geben?

Denn der Schmerz kann uns, wenn wir uns auf seine biografische und spirituelle Dimension einlassen, als Anregung dienen, Fragen zuzulassen, Antworten zu finden und Veränderungen in unserem Leben, in unserem Lebensstil oder unserer Persönlichkeit, vorzunehmen.

Damit kommt – auch dem akuten körperlichen – Schmerz mehr Sinn und Bedeutung zu, als nur eine Schutzfunktion für die körperliche Integrität zu sein, die gar nicht vernachlässigt werden soll, aber eben nicht die einzige Integritätsebene des Menschen ist. Schmerz kann auch unsere persönliche, seelisch-geistige und biografische Integrität schützen.

Kapitel III

SCHMERZ ALS APPELL

Verletzt. Etwas klagt, wortlos. Ein Ansturm von Worten gegen die Stummheit, die sich beharrlich ausbreitet, zugleich mit der Bewusstlosigkeit. Dieser Auf- und Abtauchen des Bewusstseins in einer sagenhaften Urflut. Inselhaft das Gedächtnis. Wohin es sie jetzt treibt, dahin reichen die Worte nicht, das soll einer ihrer letzten klaren Gedanken sein. Es klagt. In ihr, um sie. Niemand da, der die Klage annehmen könnte. Nur die Flut und der Geist über den Wassern. Seltsame Vorstellungen. [1]

Christa Wolf

CHRONISCHE SCHMERZEN

Der Appell-Charakter des Schmerzes wurde bereits beim akuten Schmerz erwähnt, als Aufforderung, tätig zu werden, mindestens um den Schmerz zu lindern, um seine Ursache zu erkennen, sie zu behandeln und vielleicht auch um seine Botschaft und seinen Sinn zu verstehen. Er ist beim chronischen Schmerz noch einmal in einer anderen Qualität und Intensität vorhanden. Hier spielt nicht Dramatik und mögliche Lebensgefahr eine Rolle, sondern die Dauer. Die Dauer eines über Monate, gar Jahre anhaltenden chronischen Schmerzes kann zermürbend sein, für die Betroffenen, aber auch in anderer Art für die Angehörigen und Mitmenschen der Schmerzleidenden.

Tröstete diesen mit Reden und legte ihm heilende Kräuter über die brennende Wunde, die dunklen Schmerzen zu stillen.[2]

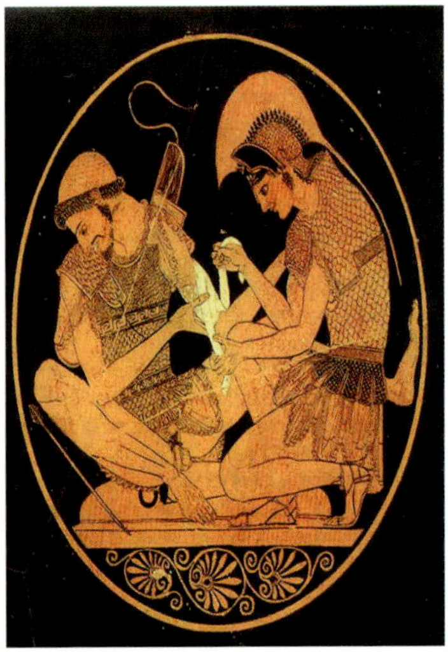

Achill verbindet seinen Freund Patroklos (im Kampf um Troja). Innenbemalung einer Schale aus der Schule des Sosias, 5. Jh. v. Chr.

Es gibt für Deutschland keine systematischen epidemiologischen Untersuchungen über die Häufigkeit von chronisch Schmerzkranken. Aber Schätzungen aus verschiedenen Studien zeigen, dass in Deutschland ungefähr fünf Millionen Menschen an chronischen Schmerzen leiden.[3] Das entspricht 6,25 Prozent der deutschen Gesamtbevölkerung.

Unter chronischem Schmerz versteht man definitionsgemäß Schmerzen, die länger als sechs Monate anhalten, andauernd oder wiederkehrend. Damit gehören chronische Schmerzen zu den sehr häufigen und sehr belastenden Krankheiten in Deutschland.

Nach einer Befragung im Jahr 1998 (Bundes- Gesundheitssurvey 1998) gaben zehn Prozent der Bevölkerung zwischen 18 und 79 Jahren an, in den vier Wochen vor der Befragung unter „starken und sehr starken Schmerzen" gelitten zu haben. 47 Prozent klagten über „leichte bis mäßige Schmerzen". Diese Befragung machte allerdings keine Angaben, wo und welcher Art die Schmerzen waren.

Nach Angaben der IASP leiden in Deutschland sogar zwölf bis 15 Millionen Menschen unter chronischen, bzw. „länger andauernden" Schmerzen. Etwa fünf Millionen fühlen sich der Studie entsprechend davon „stark beeinträchtigt".[4]

Untersuchungen zufolge kann es in Deutschland immer noch zehn Jahre dauern, bis chronisch kranke Schmerzpatienten eine medizinisch angemessene, „*richtige*" Behandlung finden.[5] Entsprechend schwer und zermürbend ist die Leidenszeit, entsprechend deutlich kann der Appell-Charakter des chronischen Schmerzes empfunden werden, Schmerz endlich nicht nur auf pathophysiologische Prozesse zu reduzieren, sondern ihn in seiner komplexen Mehrdimensionalität zu erkennen und ernst zu nehmen.

SCHMERZ-ERFAHRUNG VII

Eine Frau, von Beruf Chefsekretärin in einem wissenschaftlichen Forschungsinstitut, 52 Jahre alt, leidet seit Jahren unter chronischen Kopfschmerzen, oft an mehreren Tagen in der Woche. Sie hat an dem Institut zwei Chefs, denen sie beiden gerecht werden will, denn sie ist sehr korrekt, gewissenhaft, loyal und sehr fleißig. Leider sind die beiden Chefs nicht nur karrierebewusst und ehrgeizig, sondern auch noch miteinander verfeindet (nachdem sie früher befreundet und gegenseitig Trauzeugen waren). Das erschwert der Sekretärin ihre Aufgaben und vor allem ihren Anspruch, es beiden gleichermaßen recht zu machen. Gelegentlich schienen ihr die Kopfschmerzen in Zusammenhang mit ihrer Belastung am Arbeitsplatz zu stehen. Aber sie hatte zunächst keinen Impuls, an ihrer Arbeitssituation etwas zu ändern. Gegen ihre Kopfschmerzen nahm sie bei Bedarf, oft mehrmals wöchentlich, Schmerzmedikamente ein. Eine nachhaltige Besserung stellte sich nicht ein. Als einer ihrer Chefs sie eines Tages bat, als Zeugin in einer privaten Streitsache vor Gericht für ihn und gegen den Kollegen auszusagen, wurden ihre Kopfschmerzen schlagartig extrem: sie konnte auch nach Medikamenteneinnahme nicht zur Arbeit gehen, sie musste sich krankschreiben lassen, was jahrelang nicht vorgekommen war. Sie litt heftig und sah gar keine Lösung für ihre verfahrene Situation. Ihre Schmerzen besserten sich trotz aller medizinischen Bemühungen nicht; es kamen Schlafstörungen hinzu, Appetitverlust und ständiges Grübeln über ihre Situation. Dies veranlasste ihren behandelnden Arzt, sie zu einem Psychotherapeuten zu überweisen.

So kam sie in meine Sprechstunde. In den psychotherapeutischen Gesprächen wurde sie sich ihres Dilemmas schnell bewusst, vor allem auch, dass es seit Jahren schon bestand und nicht erst seit der akuten Zuspitzung mit der erbetenen Zeugenaussage. Sie erkannte ihre chronischen und aktuell gesteigerten Kopfschmerzen als Appell, an ihrer Arbeitssituation etwas zu ändern – oder an ihrer persönlichen Einstellung. Nach einem diesbezüglichen inneren Entschluss und der von ihrer Seite erfolgten Kündigung ging es ihr sofort deutlich besser: sie wurde schmerzfrei und war erleichtert. Und sie erkannte in einigen weiteren Gesprächen, inwiefern ihre persönliche

Einstellung, es den beiden miteinander zerstrittenen Chefs immer gleichermaßen recht machen zu wollen, unerfüllbar und eine anhaltende Überforderung gewesen war. Die Kopfschmerzen waren also zunächst ein Signal, das sie nicht erkannte bzw. ignorierte, bis ein sehr viel dringender (und akut schmerzhafterer) Appell daraus geworden war, den sie nicht mehr übergehen konnte. Die Schmerzen bedeuteten eine unangenehme, aber hilfreiche Erfahrung für sie.

Welches sind die häufigsten Schmerzformen chronifizierter Schmerzen?

Kopfschmerzen:

In der erwachsenen Bevölkerung leiden neun bis 13 Prozent der Frauen und zwei bis vier Prozent der Männer an Migräne.

Bis zu 25 Prozent der erwachsenen Bevölkerung leiden an gelegentlichen Spannungs- Kopfschmerzen (mindestens ein Mal pro Monat).

Drei Prozent der erwachsenen Bevölkerung leiden an chronischen Spannungskopfschmerzen (also täglich oder nahezu täglich).

Bereits im Vorschulalter klagen annähernd 20 Prozent der Kinder über gelegentliche Kopfschmerzen. Bis zum zwölften Lebensjahr haben 90 Prozent der Kinder Kopfschmerzerfahrungen, bei 60 Prozent davon handelt es sich um Spannungskopfschmerz, bei zwölf Prozent um Migräne.

Rückenschmerzen:

Bei einer Umfrage gaben 40 Prozent der Erwachsenen an, gerade Rückenschmerzen zu haben, 62 Prozent der Frauen und 56 Prozent der Männer berichteten im Rahmen des Gesundheitssurveys im Jahr 1998 über Rücken-Beschwerden im vergangenen Jahr.

Etwa zehn Prozent der Rückenschmerz-Patienten sind dauerhaft beeinträchtigt, fünf Prozent haben besonders problematische und chronische Krankheitsverläufe.
60 Prozent der betroffenen Patienten gehen in den vorzeitigen Ruhestand, wenn sie länger als sechs Monate krankgeschrieben wurden. Nach einer einjährigen Arbeitsunfähigkeit erhöht sich dieser Anteil sogar auf 85 Prozent.

Gut zwei Drittel aller erwachsenen Deutschen leiden innerhalb von zwölf Monaten mindestens einmal an Rückenschmerzen. Dadurch entstehen volkswirtschaftliche Kosten in Höhe von 1322 Euro pro Patient und Jahr. 46 Prozent der Kosten fallen für die Behandlung an; 54 Prozent sind indirekte Kosten für Arbeitsausfall und Rente. Für die gesamte Bevölkerung zwischen 18 und 75 Jahren summiert sich das auf knapp 49 Milliarden Euro pro Jahr, das sind rund 2,2 Prozent des deutschen Bruttoinlandproduktes. Diese gewaltigen Zahlen veröffentlichte eine Gruppe von Gesundheitsökonomen um Christina Wenig von der Universität München im *European Journal of pain.* Basis der Hochrechnungen ist eine schriftliche Befragung von 9267 Personen in fünf westdeutschen Regionen im Jahr 2007. Weitere Zahlen dieser Studie: Schätzungsweise 800.000 Menschen in Deutschland sind an rheumatoider Arthritis erkrankt. Etwa 80 Prozent der Betroffenen leiden unter chronischen Schmerzen.[6] „Frauen klagen am häufigsten über Kopfschmerzen, Männer über Rückenschmerzen." „13,7 Prozent der Frauen und 7,8 Prozent der Männer geben an, im Verlaufe der letzten Woche unter starken Schmerzen gelitten zu haben."[7]

Divinum est sedare dolorem
Es ist göttlich den Schmerz zu lindern
Galen

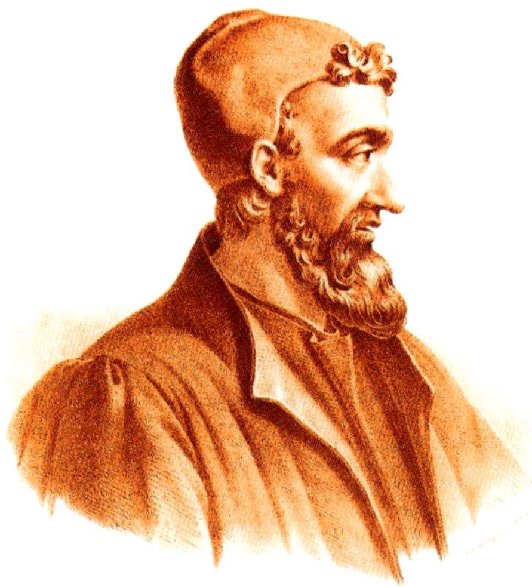

Galenos von Pergamon, deutsch Galen (* 129 in Pergamon; † um 200 in Rom), war ein griechischer Arzt und Anatom, zeitweilig Leibarzt des römischen Kaisers Marc Aurel. Er fasste das gesamte Wissen der antiken Heilkunde in einem Werk zusammen, das später den Grundstock der arabischen und byzantinischen Medizin bildete.

Chronische Schmerzen stellen also nach den referierten Zahlen ein großes Problem dar, sowohl für die betroffenen Menschen als auch für die Medizin und die Gesellschaft.

Bedenkt man, dass die Zahl chronischer Schmerzpatienten deutlich zugenommen hat (früher hat es dieses Problem gar nicht gegeben, da war jeder Schmerz akut), dann wird die Dringlichkeit der Herausforderung deutlich, unter chronischen Schmerzen leidenden Menschen angemessen zu helfen.

Hier ist ein neues, erweitertes Verständnis des Phänom-Schmerz notwendig.

Leider gilt für viele Mediziner immer noch ein vorwiegend pathophysiologisches Schmerzverständnis, das ursprünglich auf die Vorstellung von Descartes zurückgeht (vgl. Kap. I: Was ist Schmerz) und das Schmerz vor allem als sensorisches Ereignis deutet. Ein solches Schmerzverständnis, das schon beim akuten Schmerz unzureichend ist, erweist sich erst recht angesichts des Phänomens chronischer Schmerzen als vollkommen überholt und nicht hilfreich. Mit einem solchen reduktionistischen Schmerzverständnis wird man weder der Realität des Schmerzes noch dem Leiden der Schmerzpatienten gerecht. Im Gegenteil: Das Leiden wird vergrößert und die Leidenszeit verlängert.

Neben den Schmerzen, die von den betroffenen Menschen als Hauptproblem angegeben werden, bestehen aber auch schwerwiegende psychische und soziale Beschwerden. Sie ergeben sich zum Teil als Folge der chronischen Schmerzen, haben aber zu einem anderen Teil auch pathogenetische Bedeutung, d. h. sie sind schon für die Entstehung und Chronifizierung der Schmerzen mitverantwortlich, auch wenn dies von den Betroffenen zunächst und verständlicherweise noch nicht gesehen und akzeptiert werden kann. Hier liegt eine wichtige ärztlich-therapeutische Aufgabe, die sehr empathisch und sensibel angegangen werden muss.

Ein großer und leider häufiger Fehler in der Behandlung chronischer Schmerzpatienten liegt in dem Umstand, dass viele Ärzte (und Patienten ebenso) nicht zwischen akutem und chronischem Schmerz unterscheiden. Auch wenn chronische Schmerzen oft als akute Schmerzen begonnen haben, ist doch der chronisch gewordene Schmerz etwas wesentlich anderes. Aus dieser Missachtung ergeben sich Behandlungsfehler, die zur weiteren Chronifizierung und Verschlechterung der Schmerzen beitragen.

AKUTER SCHMERZ – CHRONISCHER SCHMERZ

Akuter Schmerz hat eine Warn- oder Signal-Funktion. *Chronischer Schmerz* hat das nicht. Akuter Schmerz hat eine rehabilitative Funktion: er verlangt Ruhe und Schonung.

Chronischer Schmerz braucht vorsichtige Übung, Training, langsame Aktivierung und keine Schonung oder Ruhe, welche den chronischen Schmerzpatienten zusätzlich schwächt.

Akute Schmerzen brauchen, je nach Intensität, akute Schmerzlinderung. Chronische Schmerzpatienten brauchen neben einer angemessenen Schmerzlinderung (die sich von einer akuten Schmerzlinderung unterscheidet) eine jeweils individuelle physiotherapeutische, balneotherapeutische, psychotherapeutische, kunsttherapeutische und soziotherapeutische Mitbehandlung, um dem überaus komplexen Geschehen eines chronischen Schmerzes gerecht werden zu können.

Denn wir müssen berücksichtigen, dass chronischer Schmerz, dem eine klare biologische Funktion offensichtlich fehlt, stattdessen eine klare psychologische Funktion hat, wie die Schmerzmedizin immer wieder betont.

Chronische Schmerzen können nach ihrer Genese in drei Gruppen unterteilt werden:

a) Organisch bedingte chronische Schmerzen mit sekundären psychischen Beeinträchtigungen („somatopsychischer Schmerz", also chronische Schmerzen aufgrund einer chronischen körperlicher Erkrankung).

b) Zeitliches Zusammenfallen psychisch-emotionaler Probleme mit Schmerz („psychosomatisches Simultangeschehen"; Komorbidität). Dazu gehören auch körperlich zum Teil (in der Anfangszeit) erklärbare Schmerzen, die sich infolge einer psychischen Problematik (Angst, Depression, soziale Probleme) verschlimmern und chronifizieren, obwohl der organische Befund das nicht begründet.

c) Psychogener Schmerz eventuell mit sekundären organischen Veränderungen (z. B. durch Medikamente oder andere iatrogene Schädigungen).[8] Dazu zählen chronische körperliche Schmerzen als Ausdruck einer primär psychischen Erkrankung oder Problematik. Dieses chronische Schmerzsyndrom kann im Zusammenhang mit Angsterkrankungen, Depressionen, Posttraumatischer Belastungsstörung und weiteren psychischen Erkrankungen auftreten. Diese Einteilung entspricht auch der Klassifikation der IASP (vgl. Kap I).

Ein chronisches Schmerzleiden (chronisches Schmerzsyndrom) ist nach heutigem Verständnis ein eigenständiges Krankheitsbild, das mit einer erheblichen Beeinträchtigung der Lebensqualität einhergeht und neben dem Hauptsymptom – den länger als sechs Monate anhaltenden Schmerzen – mehrere Begleitsymptome und Beschwerden hat:

- Appetitstörung,
- Antriebsstörung,
- Schlafstörung,
- Reizbarkeit,
- Ängste und Sorgen,

- depressive Verstimmungen,
- sozialer Rückzug,
- überwiegende Beschäftigung mit den Schmerzen,
- starke Einschränkungen im Alltag, im Privatleben, im Beruf, in der Freizeit.

Meistens hat das chronische Schmerzsyndrom keine erkennbare körperliche Ursache; kein organischer Befund kann die chronischen Schmerzen erklären oder begründen. Das macht die Situation und die Erträglichkeit der Schmerzen für die Betroffenen noch schwieriger. Denn Menschen mit medizinisch unerklärlichen Schmerzen kommen bald in den Verdacht, „in Wirklichkeit gar nichts zu haben" – was ein großer Irrtum ist und den betroffenen Menschen in keiner Weise gerecht wird. Denn sie bilden sich ihre Schmerzen sicher nicht ein. Die chronischen Schmerzen sind real, auch wenn keine körperliche Schädigung als Erklärung dafür vorhanden sein sollte. Oft gab es am Beginn der Schmerzerkrankung eine körperliche Schädigung, eine Verletzung oder eine Entzündung; oft gibt es eine oder mehrere Operationen in der Vorgeschichte. Aber für die anhaltenden, chronischen Schmerzen, die oft Jahre bestehen, liefern die Befunde aus der Anfangszeit der Schmerzen keine ausreichende Erklärung oder Begründung. Der Schmerz hat sich verselbständigt. Man beschreibt dieses Phänomen heute mit dem Begriff *Schmerzgedächtnis*. Das Gehirn erinnert sich fortwährend an den Schmerz, der zu Beginn einmal begründet war, aber dann „eigentlich" verschwunden sein sollte, es aber doch nicht ist. – Man sollte bei dieser Theorie nur bedenken, dass nicht das Gehirn unter Schmerzen leidet, sondern der Mensch.

Es gibt einige Risikofaktoren, die eine Chronifizierung von Schmerzen begünstigen:

- Ängste und Depressionen,
- anhaltende psychovegetative Anspannung,
- andauernder Stress oder Schmerzerfahrung in der früheren Lebensgeschichte,
- schmerzkranke Angehörige in der Familie,
- negative Einstellung zum Leben, Erwartung negativer Folgen von Verhalten oder Ereignissen („Katastrophendenken"),
- ständiges Ignorieren von Belastungsgrenzen („Ich muss durchhalten!"),
- Vermeidung von Aktivitäten aus Angst vor einer möglichen Verschlechterung,
- unzureichende Schmerzbehandlung,
- familiäre Konflikte,
- soziale Probleme oder finanzielle Schwierigkeiten,
- fehlende Aussprache über die Schmerzen,
- mögliche Vorteile aufgrund der chronischen Erkrankung (z. B. Berentung).

Zu den häufigsten Schmerzformen, die einen chronischen Verlauf nehmen können, zählen:

- Kopfschmerzen wie chronische Migräne, chronische Spannungskopfschmerzen,
- Rückenschmerzen wie chronische Kreuzschmerzen,
- Muskelschmerzen wie bei Fibromyalgie,

- Gelenkschmerzen wie bei Arthrose, rheumatoider Arthritis,
- Tumorschmerzen.

Bei den meisten der genannten chronischen Schmerzformen spielen psychische Umstände wie die genannten Risikofaktoren und mögliche vorbestehende oder gleichzeitige seelische Erkrankungen oder Probleme eine wesentliche Rolle, die leider zu oft zum Nachteil der Betroffenen unterschätzt werden. Auch psychisch bedingte körperliche Schmerzen sind reale Schmerzen, die nicht weniger weh tun als „normale" körperlich begründbare Schmerzen – sie sind im Gegenteil wegen ihrer Unerklärbarkeit noch schwerer zu ertragen und werden von den Mitmenschen kaum ernst genommen und nicht so akzeptiert wie „normale" Schmerzen, deren Ursache man sehen kann. Dies vergrößert das Problem für die betroffenen Patienten.

Fragt man schließlich nach den Ursachen chronischer Schmerzzustände, so ergibt die Studienlage dazu bemerkenswerte Aufschlüsse:

20 Prozent der chronischen Schmerzpatienten einer Schmerzambulanz an einer Universitätsklinik haben eine primär körperliche Ursache; 25 Prozent haben eine psychogene Schmerzverursachung; 55 Prozent der Patienten haben eine psychosomatische Schmerzverursachung.[9]

Das Erkrankungsbild des chronischen Schmerzsyndroms ist trotz eines immer noch verbreiteten reduktionistischen Schmerzverständnisses entsprechend heutiger Erkenntnisse doch sehr klar in den überwiegenden Fällen ein nicht rein oder primär körperliches, sondern ein psychosomatisches Krankheitsbild. Entsprechend sollte es mit leiblichen, (Bewegungstherapie, Physiotherapie, Balneotherapie) medikamentösen und psychotherapeutischen Methoden (auch kreative Kunst- und Bewegungs-Therapien) behandelt werden. Die medikamentöse Schmerztherapie sollte dabei nicht unbedingt immer im Vordergrund stehen, sondern eher aktivierende Therapien, immer behutsam und verständnisvoll angewandt. Empathie und Verständnis sowie Akzeptanz und eine vertrauensvolle und wertschätzende therapeutische Beziehung sind für eine gute und erfolgreiche Behandlung chronisch Schmerzkranker eine selbstverständliche Grundlage.

Da jede bewusste Wahrnehmung mit einem Gefühl verbunden ist – oder doch ein Gefühl in uns hervorruft –, hat ein empfundener Schmerz auch eine affektive Dimension. […] Einmal mehr zeigt sich der Signalcharakter des Schmerzes, aber wer ihm aufmerksam genug nachdenkt, wird vielleicht auch seine Appellhaftigkeit erkennen, notiert Siegfried Lenz.[10]

Der *Appell-Charakter* einer solchen chronischen Schmerzsituation hat eine andere Botschaft als der akute Schmerz: hier geht es mehr um den Appell an die anderen, an die Mitmenschen. Denn der Betroffene selbst konnte die verschlüsselte Botschaft seines primären Schmerzes nicht verstehen. Wir können sie vermuten infolge zusätzlich bestehender begleitender seelischer Probleme oder belastender Umstände. Die Aufrechterhaltung eines körperlichen Schmerzes bekommt nun eine neue psychische Funktion, sie wird eine seelisch-biografische Erkenntnis-Aufgabe. Wofür steht der chronische Schmerz?

Wer nicht hören will muss fühlen, Worte der Großmutter. Wer nicht fühlen kann, muss stärker verletzt werden. Und wer sich nicht tief genug ins eigene Fleisch schneidet, zu schneiden wagt, schafft den Vorwand, dass es ein anderer für ihn tun muss. So resümiert die namenlose Hauptperson in Christa Wolfs Roman „Leibhaftig“, nachdem sie nach einer verschleppten oder ignorierten Blinddarmentzündung mit akuten Schmerzen und einer bedrohlichen Bauchinfektion in die Klinik kam und notfallmäßig operiert werden musste. *Wer nicht hören will, muss fühlen, aber das Fühlen gelingt mir nicht. [...] Ich kann mich nur wundern, hinter wie vielen Hüllen die Wahrheit sich vor dem schwachen Menschen verbirgt und in welch merkwürdiger Gestalt sie dann, wenn es soweit ist, hervortritt.*[11]

Jetzt ist der körperliche Schmerz als Ausdruck einer unaussprechlichen seelischen Not zu ihrem *Stellvertreter* geworden.

Kapitel IV

SCHMERZ ALS STELLVERTRETER

Betrachtet man die Mannigfaltigkeit der Ursachen, die uns heute Schmerzerlebnisse bereiten, dann wird man gewahr, in welch einer Zeit wir leben, ja, ich möchte sagen, dass man die Gegenwart auch verstehen lernt, indem man sich mit ihren Schmerzquellen befasst. Zahlreich sind insbesondere die seelischen Faktoren, die chronische körperliche Schmerzen entstehen lassen; sie verweisen auf Lebensprobleme der umfassendsten Art. Da spielt die Arbeitswelt ebenso eine Rolle wie die familiäre Bindung, da üben existentielle Ängste nicht weniger eine Wirkung aus als Gewissenskonflikte.[1]

Wenn eine seelische Not so groß, so unverständlich, so überwältigend, vielleicht so peinlich oder schamhaft, so unaussprechlich geworden ist, dass sie nur in einer „Verkleidung" erscheinen kann, dass sie einen „Stellvertreter" vorschicken muss, um sich überhaupt zeigen zu können, dann ist es für die betroffenen Menschen selbst sehr schwer, ihre Situation zu verstehen. Denn sie haben einen Stellvertreter, einen Boten ihrer Not geschickt, der selbst wortlos ist und nur eine Zeichensprache in einem fremden Dialekt beherrscht: die Zeichensprache des körperlichen Schmerzes.

Es ist häufig der chronische körperliche Schmerz, der als Stellvertreter für ein ungelöstes, weil oft unbewusstes, oder uneingestandenes, mit Scham oder Schuldgefühlen behaftetes seelisches Problem steht. Oft sind chronische Schmerzen auch als Stellvertreter für eine lang bestehende ungelöste Lebenssituation zu sehen.

SCHMERZ-ERFAHRUNG VIII

Eine 38-jährige Frau kommt zur stationären Behandlung in die Psychosomatische Abteilung.

Ihre Diagnosen sind laut der gängigen Klassifizierungen: Anhaltende somatoforme Schmerzstörung, psychische und Verhaltensstörung durch Opioide und eine rezidivierende depressive Störung, gegenwärtig mittelgradige Episode.

Die junge Frau ist blond, deutlich übergewichtig und macht einerseits einen vitalen Eindruck, andererseits einen melancholischen, erschöpften und geschwächten Eindruck, so wie sie sich selbst auch erlebt und beschreibt.

Die Patientin berichtet, ihre Schmerzen seien derzeit für sie „unerträglich". Sie müsse täglich drei mal zehn Milligramm Morphin nehmen, um die Schmerzen überhaupt aushalten zu können. Sie habe Fibromyalgie seit vielen Jahren – und bisher ohne Besserung, trotz vieler Behandlungen und ständiger Medikamenteneinnahme. Die Hauptlokalisation der Schmerzen sei im Bereich der beiden Schultergelenke und der Wirbelsäule, besonders im Bereich der Brustwirbelsäule. Bei jeder Bewegung träten die Schmerzen verstärkt auf. Sie fühle sich kraftlos und erschöpft, meist schon nach dem Aufwachen. Die Schmerzen seien *„so schrecklich"*, dass sie von ihnen erbrechen müsse und depressiv geworden sei. Seit vier Jahren sei sie wegen der Schmerzen krankgeschrieben und seit dem vergangenen Jahr auf Zeit berentet.

Die Patientin ist seit neun Jahren verheiratet und hat eine neunjährige Tochter. Der Ehemann ist Programmierer und arbeite sehr viel. Sie selbst ist gelernte Arzthelferin. Der Beginn der Schmerzerkrankung liegt 19 Jahre zurück. Es wurden im Lauf der Jahre und Behandlungen verschiedene Schmerzsyndrome diagnostiziert. Zu Beginn erstmals die Diagnose Fibromyalgie durch einen Schmerztherapeuten. Die Behandlung der Schmerzsymptome erfolgte mit wechselnden Schmerzmedikamenten. Zwei Jahre später wurde die Diagnose einer mittelgradigen depressiven Episode gestellt. Die Behandlung erfolgte mit mehreren Antidepressiva nacheinander, wegen fehlender Besserung oder inakzeptabler Nebenwirkungen. Ein Jahr später erfolgte eine stationäre Rehabilitation, anschließend Beginn einer ambulanten Verhaltenstherapie, ohne subjektive Besserung für die Patientin.

Ein halbes Jahr später Vorstellung bei einem ambulantem Schmerztherapeuten mit folgenden Diagnosen: Chronisches Schmerzsyndrom Stadium 3, Fibromyalgiesyndrom, depressive Episode, somatoforme Schmerzstörung; weiterhin verschiedene Schmerzmedikamente, Antidepressiva und Schlafmittel. Trotz aller Maßnahmen keine ausreichende Besserung. Ein weiteres Jahr später Zunahme der Schmerzen mit Übelkeit und Erbrechen; schließlich Einstellung auf Morphin: täglich 30 Milligramm.

Die Patientin klagt, dass die unerträglichen Schmerzen bei allen Bewegungen noch schlimmer werden, sodass sie eigentlich nur noch den ganzen Tag im Bett liegen könne, dass sie wegen der Schmerzen aber auch nicht liegen und nicht schlafen könne, dass sie keinen Antrieb mehr habe, schon morgens völlig erschöpft und kraftlos sei. Wegen der Schmerzen sei sie inzwischen auch depressiv geworden und alle Medikamente, ob Antidepressiva oder Schmerzmittel würden nicht ausreichen, ihre Schmerzen erträglich zu machen. Ohne die Medikamente sei es allerdings noch unerträglicher. Ihr Denken und psychisches Erleben ist ganz und gar eingeengt auf die von ihr erlebte Schmerzsymptomatik mit den geschilderten Folgen. In der biografischen Anamnese der Patientin war zu erheben, dass der Vater Alkoholiker und Workaholic gewesen war, als Metzgermeister sehr viel gearbeitet hatte und den Ehrgeiz hatte, für seine drei Töchter jeweils ein Haus zu bauen, womit er sich allerdings gänzlich überfordert und überlastet hatte.

Als die Patientin, die Jüngste der drei Töchter, in der 6. Klasse war, erlitt der Vater einen ersten Schlaganfall. Weitere Apoplexien folgten bis zum Tod des Vaters im 26. Lebensjahr der Patientin. Der Vater habe so viel gearbeitet, dass er zuhause nur gegessen und geschlafen habe; Urlaub habe es keinen gegeben. Zuhause herrschte das Motto: „Nur wer arbeitet, ist was wert". Die beiden Schwestern der Patientin sind acht beziehungsweise 16 Jahre älter.

Der erste Apoplex des Vaters ereignete sich im 14. Lebensjahr der Patientin; wenig später entwickelte die Patientin eine anorektische Störung, die unbehandelt abgeklungen ist; später wurde die Patientin übergewichtig. In der Familie herrschte eine Stimmung von Arbeit, Autorität und Unterordnung. Emotionale Wärme fehlte. Die Familie litt unter dem Alkoholproblem des Vaters, aber die Mutter und die beiden älteren Schwestern der Patientin schienen das Problem zu verdrängen; es wurde nicht darüber geredet. Bei der Patientin selbst entwickelte sich nach dem 14. Lebensjahr das Gefühl, sie sollte ihrem Vater helfen vom Alkohol wegzukommen, was ihr nicht gelang.

In der Therapie sagte sie, sie hätte damals „älter sein wollen, um meinem Vater helfen zu können". Ihre Schwestern hätten es nicht getan und die Mutter auch nicht. Die älteste Schwester ist inzwischen selbst alkoholkrank und hier bemüht sich die Patientin in frustraner Weise, ihr zu helfen mit dem Problem fertigzuwerden. Diese Schwester hat einen Imbissbetrieb und die Patientin, die selbst einen Haushalt und eine neunjährige Tochter hat, hilft der Schwester mehrmals wöchentlich in dem Imbiss.

Die Patientin selbst erlebt ihre Schmerzen als Strafe für die Schuld, die sie auf sich genommen habe, weil sie ihrem Vater nicht geholfen hatte und er sich für seine Töchter, vielleicht insbesondere für sie als die Jüngste, mit dem Hausbau so total überfordert hatte und dann krank geworden war. Etwas von diesem Schuldgefühl, dem Vater bei seinem Alkoholproblem nicht geholfen zu haben, scheint die Patientin jetzt in der Beziehung zu ihrer älteren Schwester wiedergutmachen zu wollen. Darüber hinaus hat die Patientin das Bedürfnis, „es allen recht macht zu wollen", um geliebt zu werden und keine Ablehnung zu erfahren.

Als sie vor neun Jahren mit ihrer Tochter schwanger gewesen war, erhielt ihre Mutter ein künstliches Hüftgelenk. Im Rahmen dieser Operation kam es bei der Mutter zu Komplikationen mit Streuabszessen im Gehirn. Die Patientin pflegte damals in der Zeit ihrer eigenen Schwangerschaft ihre Mutter sehr aufopfernd. Die Mutter blieb seit dieser Zeit pflegebedürftig und wird von der Patientin im gemeinsamen Haus versorgt und gepflegt.

In den therapeutischen Gesprächen fällt bei der Patientin eine deutliche Alexithymie auf: Sie hat keinen Zugang zu ihrem emotionalen Erleben, insbesondere aggressive und negative Gefühle kann sie weder wahrnehmen noch beschreiben, stattdessen entwickelt sie kompensatorisch sehr schnell ihre Bereitschaft, jede an sie herangetragene Aufgabe zu übernehmen, alle Erwartungen anderer zu erfüllen, immer für die anderen dazusein und es allen recht zu machen. Es ist offensichtlich, dass sie hier die einzige Quelle ihres Selbstwertgefühls hat.

Biografisch auffallend ist die Zeit ihrer Pubertät, um das 13./14. Lebensjahr; eine Pubertät im Sinne einer Auflehnung und Abgrenzung von den Eltern hat es nie gegeben, wohl bedingt durch den ersten Schlaganfall ihres Vaters und ihrer nachfolgenden anorektischen Erkrankung.

Etwa fünf Jahre später, im Zusammenhang mit einem zweiten Apoplex des Vaters, beginnt ihre Schmerzsymptomatik. Es ist der Lebensabschnitt des beginnenden Erwachsenwerdens mit 18/19 Jahren, mit der Chance, im Rahmen einer Berufsaufbildung das Elternhaus zu verlassen und langsam selbstständig zu werden. Die Berufsausbildung hatte sie begonnen, die Ablösung vom Elternhaus nicht. Stattdessen entwickelte sie zunehmende Schuldgefühle. Die altersentsprechenden Bedürfnisse nach Autonomie, Selbstständigkeit, Eigenständigkeit und einem emotional spontanen Erleben und Verhalten auszuleben, wie es zu Beginn der 20er-Jahre biografisch angemessen ist, war der Patientin nicht möglich, einerseits aufgrund ihres melancholischen Temperaments, andererseits aufgrund der engen und belastenden familiären Situation.

Ihre seelisch-biografische Entwicklung stagniert. Sie macht eine Berufsausbildung zur Arzthelferin, wohnt aber weiterhin zu Hause; später heiratet sie, die Verbindung zur Herkunftsfamilie, zu Eltern und Schwestern bleibt sehr eng, sie wohnen alle in unmittelbarer Nachbarschaft auf den Grundstücken und in den Häusern, die der Vater für sie gebaut hatte.

Im Laufe der psychotherapeutischen Behandlung entwickelte die Patientin ein Verständnis ihrer chronischen Schmerzen: Sie erkannte ihre Schmerzen als Ersatz oder Ausdruck für ihre Schuldgefühle, die sie ihrem (vor zwölf Jahren verstorbenen) Vater gegenüber entwickelt hatte, weil sie ihn nicht von seinem Alkoholproblem befreien konnte und er auch ihretwegen so viel gearbeitet und dann drei Schlaganfälle bekommen hatte. Mit diesen Schuldgefühlen konnte die junge Frau und Mutter nicht leben; dafür hätte sie auch bei ihrer Familie kein Verständnis und keine Hilfe bekommen. Für ihre Schmerzen aber bekam sie Mitgefühl, Anteilnahme und Medikamente. Mit den chronischen Schmerzen als Stellvertreter war ihr ein Leben ohne Schuldgefühle möglich – ein hoher Preis.

Nachdem sie diesen Zusammenhang selbst erkannt und gefühlt hatte, konnte sie in der weiteren Psychotherapie die als unberechtigt erkannten Schuldgefühle bearbeiten und überwinden. Im Laufe dieser Behandlung konnten alle Morphin- und andere Schmerzmedikamente sowie Antidepressiva abgesetzt werden, die Schmerzen bildeten sich zurück, die Patientin konnte ein neues Leben beginnen. Der Stellvertreter konnte entlassen werden.

ANHALTENDES SOMATOFORMES SCHMERZSYNDROM

Bei der Entstehung eines anhaltenden somatoformen Schmerzsyndroms[2], wie es bei dieser Patientin vorlag, verstehen wir die Somatisierung der Gefühle im Sinne einer Regression: Gefühle, die gefühlt und ausgedrückt werden wollen, aber nicht zugelassen, nicht akzeptiert werden können, aus den unterschiedlichsten Gründen – hier aus Angst und Scham – bilden sich in körperliche Energie zurück, meistens in Form von muskulärer Verspannung, die sehr bald schmerzhaft wird und bei anhaltender Situation zu chronischen Schmerzen ohne körperliche Schädigung führen kann, wobei eine muskuläre Verspannung als Auslösung für die Schmerzen natürlich festzustellen ist. Der Grund für die anhaltende muskuläre Verspannung ohne körperliche Belastung ist in den unterdrückten und regredierten Gefühlen zu sehen. Das Phänomen einer solchen meist unbewussten Unterdrückung und Regression von Gefühlen, die nicht erlebt und ausgedrückt werden, nennen wir in der psychosomatischen Medizin Alexithymie: die Wortlosigkeit, Ausdruckslosigkeit für Gefühle.

Es ist dieses Phänomen der Wortlosigkeit für Gefühle, das sich bei unserer Patientin als eine konstitutionelle Voraussetzung ihrer späteren somatoformen Schmerzstörung zeigt. Dieses „psychosomatische Urphänomen" der Alexithymie kennt die psychosomatische Medizin seit Mitte des 20. Jahrhunderts[3]. Bemerkenswerterweise hat bereits 1924, als die psychosomatische Medizin das Phänomen der Wortlosigkeit für Gefühle noch nicht entdeckt hatte, Rudolf Steiner die Entstehung von Krankheiten im Zusammenhang mit dem Gefühlserleben so beschrieben:

> *Die Krankheit ist nur ein abnormes Gefühlsleben des Menschen. Das Gefühlsleben bleibt im Seelischen, weil im Ätherischen fortwährend ein Ausgleich da ist. Sobald der Ausgleich nicht mehr stattfindet, stößt das Gefühlsleben in den physischen Leib hinunter, verbindet sich mit dem Körper, sobald also das Gefühlsleben in das Organ hineinschießt, ist die Krankheit da. Kann also der Mensch normalerweise das Gefühl in der Seele behalten, ist er gesund; kann er das nicht, schießt das Gefühl irgendwo in die Organe hinunter, so entsteht die Krankheit.*[4]

Wir kennen es alle aus der eigenen Erfahrung: Wenn ein Gefühl besonders intensiv, insbesondere besonders unangenehm intensiv und schmerzhaft, gar überwältigend ist, dann kann es uns die Sprache verschlagen; dann finden wir keine Worte mehr, dann wollen wir auch nicht darüber sprechen, dann werden wir stumm, dann verdrängen wir die Gefühle aus dem Bewusstsein, aus der Seele – und dann finden die Gefühle ihren Weg in den Leib, in ein Organ, um sich von dort in der Organsprache Ausdruck zu verschaffen, um zu Gehör oder zu Gesicht zu kommen.

Die *Organsprache Schmerz* tritt dann stellvertretend auf für die nicht zugelassenen, „verschwiegenen" Gefühle. Das kann so lange geschehen, wie die gefühlsauslösende Situation, also eine seelische Belastung wie im Beispiel der Patientin oder eine biografische Krise anhält. Da dies häufig über längere Zeit der Fall ist, entsteht ein chronischer Schmerz, ein anhaltendes *somatoformes* Schmerzsyndrom, wie es heute die Medizin nennt. Bei einem solchen Krankheitsbild ist keine Einbildung im Spiel, keine Simulation oder ähnliches; es ist ein sehr ernstzunehmendes und sehr belastendes, langwieriges Krankheitsbild, das nie nur mit Medikamenten allein zu behandeln ist, sondern immer eine intensive, meist mehrdimensionale Therapie und eine Form von psychotherapeutischer Behandlung braucht.

THERAPIEZIELE

Für die Psychotherapie, einschließlich begleitender und unterstützender Kunsttherapien, Heileurythmie, Physiotherapie, Pflegetherapie und medikamentöser Therapie möchte ich aus meiner Erfahrung folgende Ziele nennen:

1. Ausgehend von den Beschwerden des Patienten, die in jedem Fall ernstgenommen werden müssen, langsam ein psychosomatisches Krankheitsverständnis mit dem Patienten erarbeiten und dabei konkret den Zusammenhang von Schmerzen mit seelischem Erleben, psychischen Konflikten, emotionalen Spannungen, unterdrückten Gefühlen – speziell Aggressionen, Wut,

Scham, Schuld und Trauer – aufzeigen und mit dem Patienten bearbeiten.

2. Mit dem Patienten einen neuen Zugang zu seinen Gefühlen entwickeln und mit ihm Ausdrucksmöglichkeiten seiner Gefühle herausfinden und fördern. Hierbei können gerade die Kunsttherapien einen wesentlichen Beitrag leisten.

3. Ein neues, vertrauensvolles, entspanntes, ja freundschaftliches Verhältnis zum eigenen Körper ermöglichen – vorzugsweise durch die Heileurythmie, andere Bewegungstherapien, Physiotherapie, Balneotherapie, Pflegetherapien, aber auch im psychotherapeutischen Gespräch.

4. Einen Zusammenhang der Schmerzerkrankung mit der Persönlichkeit und der Biografie des Patienten erarbeiten: unter Berücksichtigung von persönlichkeitsstrukturellen Erlebens- und Verhaltensmustern, Einstellungen und Erwartungen gegenüber dem Leben sowie individuellen Möglichkeiten des Erlebens und der Bewältigung von Belastungen und Konflikten – besonders unter dem Gesichtspunkt der seelisch biografischen Entwicklung.

5. Mit dem Patienten die Möglichkeit und Bereitschaft erarbeiten, die Schmerzen als sinngebende Botschaft anzunehmen

6. Aus dem Schmerz Erkenntnis und Motivation für mögliche Änderungen im eigenen Leben gewinnen.

Bemerkenswerterweise fehlt beim chronischen Schmerz die körperliche Warn- und Schutzfunktion des akuten Schmerzes. Dass darüber hinaus in der Mehrzahl der Fälle von chronischen Schmerzen die seelische Komponente weitaus wesentlicher und wirksamer ist als eine organische Schädigung (die sogar in den meisten Fällen ganz fehlen kann), fordert eindeutig dazu auf, für das Verständnis, die Deutung und Behandlung chronischer Schmerzen die Seele mehr zu berücksichtigen und nicht nur auf den leiblichen, organischen Ort der Schmerzen zu schauen und sich davon einengen zu lassen.

Schließlich haben, wie in Kapitel III bereits erwähnt, nur 20 Prozent der chronischen Schmerzpatienten eine primär körperliche Ursache; 25 Prozent haben eine psychogene Schmerzverursachung; 55 Prozent der Patienten haben eine psychosomatische Schmerzverursachung.[5]

Auch bei Krebserkrankungen stehen die organisch begründeten Schmerzen in vielen Fällen nicht so im Vordergrund, wie oft behauptet: während ihrer Behandlung leiden etwa nur 30 Prozent der Krebspatienten unter therapiebedürftigen Schmerzen. Im Terminalstadium sind es etwa 60 Prozent.[6] Weit mehr leiden Krebspatienten unter Ängsten, Sorgen, Depressionen und Mattigkeit (Fatigue-Syndrom).

Wir hatten bereits beim akuten Schmerz, beim Schmerz als Signal und beim Schmerz als Appell gesehen, dass die seelischen Komponenten in Gefühlen, Gedanken, Deutungen und Bewertungen eine wesentliche Rolle spielen, nicht nur als Folge des Schmerzerlebens, sondern im Sinne einer Rückkoppelung: eben auch als Schmerzmodulatoren in steigerndem wie auch in reduzierendem Sinn. Auch beim chronischen Schmerz stellen wir fest, dass schon seine Verursachung mehrheitlich seelisch ist, dass seine Entstehung, seine Pathogenese und

Ätiologie mehr psychisch als somatisch sind. Auch die oben geschilderte Krankengeschichte der Schmerzerfahrung zeigt, das der chronische Schmerz keineswegs sinnlos oder ohne Schutzfunktion ist: er ist ein Stellvertreter. Und Stellvertreter haben immer eine wichtige Funktion, denn sie vertreten etwas oder jemanden, das oder der selbst nicht erscheinen kann (oder darf) und an dessen Stelle er seine Aufgabe erfüllt. Die Aufgabe des chronischen Schmerzes im Sinne des anhaltenden somatoformen Schmerzsyndroms ist es, darauf aufmerksam zu machen, dass der betroffene Mensch den Schmerz anstelle eines noch größeren, noch unerträglicheren Problems aushalten muss, bis dieses verborgene seelische oder zwischenmenschliche Problem entdeckt, bearbeitet und schließlich gelöst werden kann.

Die heutige Bezeichnung solcher chronischer Schmerzen, die es früher nicht gegeben hat, die bei all den Fortschritten der Medizin, besonders auch der Schmerzmedizin, erst in den vergangenen Jahrzehnten des 20. Jahrhunderts aufgetreten ist, deutet klar darauf hin, dass dieser Schmerz somatoform ist, also die Form, die Gestalt und das Aussehen eines somatischen Schmerzes angenommen hat, aber selbst nicht somatisch, also nicht körperlich ist. Dieser chronische, körperlich gespürte Schmerz ist also seinem Wesen und seiner Entstehung nach ein seelischer Schmerz, der sich als solcher nicht zeigen darf oder kann, weil er in seiner eigentlichen Gestalt vielleicht (für die Betroffenen) noch schrecklicher wäre.

Die Beschreibung einer 21-jährigen jungen Frau mag das deutlich machen. Sie formulierte:

> *Ich habe mich entfühlt – ich kann nicht mehr lachen und nicht mehr weinen, ich spüre keine Freude mehr und keine Trauer – nur noch Schmerzen – im Kopf, in den*

Gelenken, in den Muskeln und in der Haut. Ich kann es kaum aushalten. Ich fühle nichts anderes mehr.

SCHMERZ-ERFAHRUNG IX

Ein 42-jähriger Unternehmer, verheiratet und Vater von zwei reizenden kleinen Töchtern, die ihm alles bedeuten, kommt zur stationären psychosomatischen Therapie. Er kann seit zwei Jahren sein Unternehmen nur noch vom Telefon aus führen, weil er sein Haus nicht mehr verlassen kann. Es beherrschen ihn panikartige Ängste, wenn er das Haus verlassen muss. Nur noch in den eigenen vier Wänden fühlt er sich einigermaßen sicher. Es hatte mit einem heftigen Herzanfall begonnen, seitdem hat ihn diese Herzangst, die Angst vor einem Herzinfarkt oder einem Herzstillstand, nicht mehr verlassen.

Der Beginn lag mehr als zwei Jahre zurück. Aufgrund seiner gesellschaftlichen Position als erfolgreicher Unternehmer und großer Arbeitgeber in der Stadt gehörte er zur „vornehmen" Gesellschaft. Er und seine Frau waren häufig zu Empfängen und Partys eingeladen, mit prominenten Gästen. Seine Frau hatte großen Gefallen an diesen Veranstaltungen, während er sich gar nichts daraus machte. Als eines Tages wieder eine solche Veranstaltung angesagt war und das Kindermädchen sich krank gemeldet hatte, versuchte er seine Frau zu überreden, zuhause zu bleiben bei den beiden Mädchen, vier und fünf Jahre alt. Seine Ehefrau dachte nicht daran, sich die Party entgehen zu lassen. Die Mädchen könnten auch mal alleine bleiben, sie könnten sie ja jederzeit anrufen, wenn etwas wäre. Da war er ganz anderer Meinung. Im Rahmen der Auseinandersetzung mit seiner Frau bekam er seinen ersten Herzanfall. Er musste mit dem Notarzt in die Klinik gebracht werden, Verdacht auf Herzinfarkt. Es war kein Infarkt und er durfte am nächsten Tag wieder nach Hause. Bei den dann folgenden ähnlichen Aufregungen bekam der Mann wiederholt Herzanfälle dieser Art; die Aussagen der Ärzte überzeugten ihn nicht, er hatte Herzstiche und Herzkrämpfe und Todesängste. Aber alle Herzspezialisten, die er aufgesucht hatte, fanden keine Diagnose am Herzen, die seine Beschwerden erklärt hätten. Aus Furcht vor diesen für ihn sehr belastenden Herzanfällen vermied er es im Weiteren immer häufiger, das Haus noch zu verlassen. Er führte sein Unternehmen von zu Hause, seine Frau „vertrat" ihn bei Empfängen und auf Partys. Er vermisste zunächst nichts, denn er konnte zu Hause bei seinen beiden Töchtern bleiben, und das genoss er sogar. Er liebte seine Töchter über alles, sie lagen ihm mehr am Herzen als seine „offiziellen" Verpflichtungen. Aber nach zwei Jahren war es auch für ihn nicht mehr erträglich, so eingesperrt und in seinen Lebensvollzügen beschränkt zu sein.

In der stationären Psychotherapie wurde ihm der Konflikt deutlich, den er durch sein Vermeidungsverhalten lange auszublenden versucht hatte. Die Herzangst (Herzphobie) mit dem psychischen Schmerz, der Angst, sein Herz könne plötzlich versagen, stillstehen oder ihn mit totalem Herzrasen plötzlich tot umfallen lassen, drückte stellvertretend seinen unausgesprochenen Konflikt mit seiner Frau aus. Nach der Lösung dieses Konflikts traten die Herzanfälle nicht mehr auf, die Angst bestand nicht mehr, er konnte – nach der Trennung von seiner Frau – wieder ein normales uneingeschränktes Leben führen. Mit seinen beiden Töchtern, für die er das Sorgerecht beantragte und auch bekommen hat.

Nichts Seelisches hat keinen Leib,
nichts Organisches hat keinen Sinn ...
Der Mensch bekommt seine Krankheiten nicht nur,
er macht sie auch.
Krankheit ist Können.[7]

SEELISCHER SCHMERZ

Seelischer Schmerz ist tatsächlich nicht leichter zu ertragen als körperlicher Schmerz. Seelischer Schmerz ist nicht sichtbar als Wunde, nicht lokalisierbar als Schwellung und Rötung, er ist nicht vorzeigbar, er entzieht sich der leichten Nachvollziehbarkeit, er ist unverständlich, er hat etwas Geheimnisvolles; dadurch ist er noch belastender, noch schwerer erträglich als jeder körperlich vorzeigbare Schmerz. Er macht die Sicht und die Gedanken trüb, er nimmt Lust und Freude, er macht das Leben schwer. Er ist Schwermut, eine treffendere Bezeichnung für das, was wir heute Depression nennen und was früher Melancholie hieß.

SCHMERZ-ERFAHRUNG X

Ein junger Mann hat keinen Appetit mehr, er kann sich nicht mehr konzentrieren, kann nachts nicht mehr schlafen, er fühlt sich verlassen und verzweifelt: seine Freundin hat ihn verlassen, er ist untröstlich unglücklich. Er weiß nicht mehr was er tun soll, alles ist so leer und sinnlos geworden. Er hat keine Lust mehr, sich mit Freunden zu treffen, keine Lust alleine ins Kino zu gehen, keine Lust mehr zu irgendetwas. Weltschmerz nannte man das früher: *Im Spätherbst des Jahres 1938 befand ich mich auf einem Höhepunkt von Weltschmerz.*[8] Es ist ein großer Kummer, der sich wie eine dunkle Wolke über alles legt, alles grau macht. Zweifellos, wie wir alle wissen, eine vorübergehende Form von Schmerz; aber wer ihn hat, wer mitten darin steckt, dem hilft das zunächst nicht viel. Er oder sie ist eben jetzt ganz in diesem Schmerz gefangen.

Bei diesem jungen Mann ging es aber noch weiter: Zwei Monate nach der Trennung wollte sich seine Ex-Freundin wieder mit ihm treffen. Er war sofort voller Hoffnung, dass sie es sich anders überlegt haben könnte. Zu seiner großen Enttäuschung teilte sie ihm aber mit, dass sie in einer neuen Beziehung sei. Das traf ihn schwer. In den Wochen danach stellten sich unerklärliche Rückenschmerzen ein, bei denen die üblichen Schmerzmedikamente nicht halfen. Diese Schmerzen erwiesen sich als hartnäckig.

Auch ein solcher Schmerz ist ein Stellvertreter – für die Sehnsüchte, die man hatte, und die nun erst einmal unerfüllt bleiben, und für die Trauer über die verlorene Beziehung. Das drückt auf das Gemüt, auf die Stimmung, auf die Seele, den Appetit, und belastet den Rücken. Es macht alles schwerer. Ein melancholisches Temperament kann das Erleben eines solchen Kummers noch steigern.

MELANCHOLIE

Melancholie,
meine Beschützerin,
süchtig nach Grenzen
und verbündet mit Verlusten.
In welcher Sprache
kann ich dich lesen?
Immer sind es die unerwarteten
Wörter,
aus denen die Trauer
bricht.

Peter Härtling

Die Melancholie ist ein alter griechischer Name für eine seelisch-körperliche Veranlagung der *„Schwarzgalligkeit" (griech. melaina-chole)*, aus der heraus eine seelische Krankheit, eben die Melancholie, erwachsen kann, aber nicht muss. Zunächst ist es die Veranlagung, die wir auch als melancholisches Temperament kennen. Die Verständnisweisen von Melancholie haben sich in den mindestens zweieinhalb Jahrtausenden, seit wir diesen Begriff aus der griechischen Medizin von Hippokrates kennen, in Detailfragen immer wieder verwandelt und insbesondere in Fragen der Ursachen und der Therapie gründlich verändert. Geblieben ist dagegen die Symptomatologie und die Phänomenologie des Melancholischen, des Schwermütigen, des depressiven Leidens.

Was Melancholie ist, erfahren wir sehr schön aus der Enzyklopädie des französischen Philosophen und Schriftstellers Denis Diderot. Im zehnten Band dieser Enzyklopädie, erschienen 1765 in Paris, lesen wir:

> *Melancholie bezeichnet das beständige Gefühl unserer Unvollkommenheit. Sie ist das Gegenteil der Fröhlichkeit, welche aus der Zufriedenheit mit uns selbst erwächst. Zumeist resultiert sie aus einer Schwäche der Seele und der Organe; desgleichen ist sie eine Folge bestimmter Vorstellungen von Vollkommenheit, welche wir weder bei uns selbst noch bei den anderen, weder in den Dingen und Freuden noch in der Natur finden.*

Weiter heißt es: „Melancholie in der Medizin ist ein aus melaina (schwarz) und chole (Galle) zusammengesetztes Wort, das Hippokrates zur Bezeichnung einer Krankheit verwandt hat, von welcher er annahm, sie werde von der schwarzen Galle hervorgerufen und deren Gattungs- und Unterscheidungsmerkmal ein besonderer Wahn ist ... Dieser Wahn geht meist mit einer unüberwindlichen Traurigkeit einher und mit einer düsteren Gestimmtheit, mit Menschenscheu und einer ausgeprägten Neigung zu Einsamkeit, und es lassen sich so viele Formen aufzählen, als es Menschen gibt, die darunter leiden.“[9]

Tatsächlich geht auch die heutige Psychopathologie der Melancholie davon aus, dass sie sehr viel mit unseren Vorstellungen und Erwartungen von Vollkommenheit (heute sagen wir dazu Perfektionismus) zu tun hat. Der Heidelberger Psychiater und Melancholieforscher Hubertus Tellenbach beschreibt einen *Typus Melancholicus* mit den Eigenschaften der Gewissenhaftigkeit, der Ordentlichkeit, der Leistungsorientierung, mit hohen Selbstansprüchen und der Orientierung an Idealen, die so hoch sind, dass man zwangsläufig hinter ihnen zurückbleiben muss und infolgedessen ein immer vermindertes und beschädigtes Selbstwertgefühl für den Betroffenen daraus resultiert.

Menschen eines solchen Typus *Melancholicus* müssen keineswegs an einer melancholischen respektive depressiven Störung erkranken – aber wenn zusätzliche Faktoren auftreten, die eine psychische Erkrankung hervorrufen oder begünstigen können, dann erkranken sie eher an einer Depression/Melancholie als andere Menschen, die diese typischen Eigenschaften nicht haben. Wir können, ausgehend von der Beschreibung von Diderot, die Melancholie verstehen als einen seelischen Schmerz, als ein Leiden an der eigenen Unvollkommenheit; einer Unvollkommenheit, die allerdings naturgegeben und unabänderlich ist, mithin kein persönliches Versagen des melancholischen Menschen darstellt, der das zunächst allerdings in seinem persönlichen Leiden eben so versteht. Diese melancholische Eigenschaft, das Streben nach Vollkommenheit, nach Perfektionismus in heutiger Ausdrucksweise, hat aber zunächst eine ganz andere Qualität als das Leiden an der Unerreichbarkeit des Perfektionismus, namlich als Streben nach einer Leistung, mit der der Betreffende wirklich ganz zufrieden sein kann und die den eigenen (hohen) Ansprüchen gerecht wird.

Dies führt zunächst dazu, dass diese Menschen, sehr oft mit großer Anstrengung, auch große Leistungen hervorbringen – immer in Bezug auf ihre jeweils persönlichen Begabungen und Möglichkeiten. Die Gefahr und das klare Risiko liegt in der Überforderung, die in dem anhaltenden Anspruch besteht, nicht nachlassen zu dürfen in seinen Anstrengungen im Streben nach Perfektion.

Im XXX. Buch der Problemata Physica lesen wir bei Aristoteles eine Beschreibung des Melancholikers, die nicht zuletzt Dürer zu seiner Darstellung der Melencolia I inspiriert hat. Aristoteles beginnt mit einer Frage, die zugleich auch schon die Antwort enthält:

> *Wie kommt es, dass alle überragenden (genialen) Persönlichkeiten in Philosophie, Politik, Dichtung und Kunst offenbar Melancholiker sind; und zwar ein Teil von ihnen in solchem Grade, dass sie sogar von den krankhaften Erscheinungen, die von der schwarzen Galle ausgehen, ergriffen werden?*[10]

Aus der griechischen Heroengeschichte zählt Aristoteles Ajas, Bellerophon und Herakles auf; aus der Philosophiegeschichte nennt er Empedokles, Sokrates und Platon sowie – als ein Beispiel für die Politik – Lysander, den bedeutendsten Staatsmann seiner Zeit.

Aristoteles folgt in seiner Beschreibung der melancholischen Krankheit der Hippokratischen Krankheitslehre, also der Humoralpathologie (Vier-Säfte-Lehre: phlegma = Schleim; sanguis = Blut; chole = gelbe Galle; melaina chole = schwarze Galle.)

Der Mensch wurde in dieser antiken Krankheitslehre, die viele Jahrhunderte Gültigkeit hatte, als aus diesen vier „Säften" bestehend gesehen, die als Repräsentanten der vier Elemente Wasser, Luft, Feuer und Erde galten. Gesundheit und Krankheit wurden als gute, harmonische beziehungsweise schlechte, unharmonische Mischung dieser vier Elemente beziehungsweise Säfte erkannt und beschrieben, indem jeweils einer der Säfte mit seinen Eigenschaften entweder körperlich oder seelisch dominierte und dadurch andere Eigenschaften zurückdrängte und so eine Einseitigkeit = Krankheit hervorrufen konnte.,Aristoteles führt die Krankheit Melancholia auf die schwarze Galle zurück, indem er Folgendes beschreibt: „Auch die schwarze Galle, die von Natur aus kalt ist, kann, wenn sie im Körper das rechte Maß überschreitet, Lähmungen, Erstarrungen, Depressionen oder Angstzustände hervorrufen. Wird sie aber übermäßig erwärmt, so ruft sie Ausgelassenheit, so dass man singt, und Ekstasen hervor."

Aristoteles beschreibt also bereits einen warmblütigen und einen kaltblütigen melancholischen Krankheitszustand, die heutige manisch-depressive Erkrankung (Bipolare affektive Psychose). Neben diesen abnormen und eindeutig pathologischen Erscheinungen beschreibt er interessanterweise noch einen dritten Typus Melancholicus, dessen warme und kalte Galle sich in einem guten, ausgewogenen Mischungsverhältnis befindet, und der deshalb „vernünftiger und weniger abnorm" sei. Von diesen Gemäßigten, in denen ein optimales Mischungsverhältnis von Kalt- und Warmgalligkeit besteht, sagt er: „In vielen Dingen aber überragen sie die anderen. Die einen durch ihre Bildung, die anderen durch künstlerisches Können, wieder andere durch politische Wirksamkeit." Diese bezeichnet er als außergewöhnliche, überragende (geniale) Menschen. „Sie neigen aber", schreibt Aristoteles weiter, „wenn sie sich aus den Augen verlieren, zu den melancholischen Krankheiten."

Dieser letzte Halbsatz von Aristoteles scheint mir sehr wichtig zu sein; die genialen Menschen sind genial nämlich nicht aufgrund ihrer Erkrankung, sondern aufgrund ihrer Naturanlage, also ihrer Persönlichkeitsstruktur. In dieser aber liegt, *„wenn sie sich aus den Augen verlieren"* – heute würde man sagen: wenn der Mensch nicht mehr genügend auf sich achtet, wenn er seine Grenzen nicht kennt, wenn er seine Kontrolle verliert, wenn sein Ich den Ausgleich zwischen Warm- und Kaltgalligkeit, also zwischen den Extremen von Ekstase (Übereifer) und Apathie (Trägheit), nicht halten kann – dann liegt in dieser Naturanlage, in dieser Persönlichkeitsstruktur auch die Gefahr des Abnormen, des Krankhaften als die andere

Seite der Medaille von Genialität: Genie und Wahnsinn.[11] Sie beruhen beide auf der gleichen Naturanlage – die gesunde, geniale Seite ebenso wie die extravagante, kranke Seite hängen von der Kraft des Ich ab, ob ein harmonischer Ausgleich zwischen warmer und kalter Galle, zwischen überschießender Energie und Trägheit gelingt.

Zur seelischen Naturanlage des Melancholikers beschreibt Aristoteles im Sinne der genialen Persönlichkeiten das Tiefsinnige in Weisheit und Bildung, das *Schönsinnige* in der künstlerischen Begabung und das Starksinnige in der politischen Wirksamkeit und Bedeutung. Die Tiefe als Qualität rührt an Sinn und Wertsetzung –Tiefsinn –, aber auch an das Dunkle, den Abgrund, die Gefahr; Wirksamkeit und Bedeutung rühren an die Schwere, das Schwergewicht, die Schwerkraft und Anziehungskraft der Erde, an das Verhaftetsein am Materiellen, an die Zweckgebundenheit, die Orientierung an Leistung und Erfolg; das Schöne rührt an das Sinnenhafte, das Sinnlich-Übersinnliche, an das Wesenhafte der Dinge.

Das Schmerzhafte, oder vielleicht besser: das Schmerzende, das in diesen Eigenschaften verborgen liegt, kann auch im Verlusterleben dieser Qualitäten im Leben hervortreten. Im schmerzhaften Gewahrwerden des Fehlens von Tiefe, des Beherrscht-Werdens von Banalität und Oberflächlichkeit im Alltag, des Verlustes von Ästhetik, der Dominanz einer *Trägheit der Herzen* (Stefan Zweig). Dann wird die eigene Andersartigkeit schmerzhaft erlebt und im Zusammenhang mit einer überwiegend melancholischen Naturanlage zum depressiven Leiden.

Kaum eine Erfahrung ist so vielgestaltig in ihren Erscheinungen und kann biografisch in ihren Wirkungen so folgenreich sein wie die Erfahrung von Schmerzen. Seelischer Schmerz ist dem Wort unter Umständen näher als körperliche Schmerzen. So drückte eine Patientin in einer schweren depressiven Erkrankung ihre Erfahrung in einem Gedicht aus:

Mein Land
ist zeitlos
dunkel durchflossen
ohne Abend
Schmerz überall
Alles fällt
Endlos tief.
Ich stoße meine Stirn
an deine Forderung: Leben.
Ich taste blind
nach eurer Liebe
verfehle euch
im Dorngesträuch
meiner Selbstverachtung!

E. P.

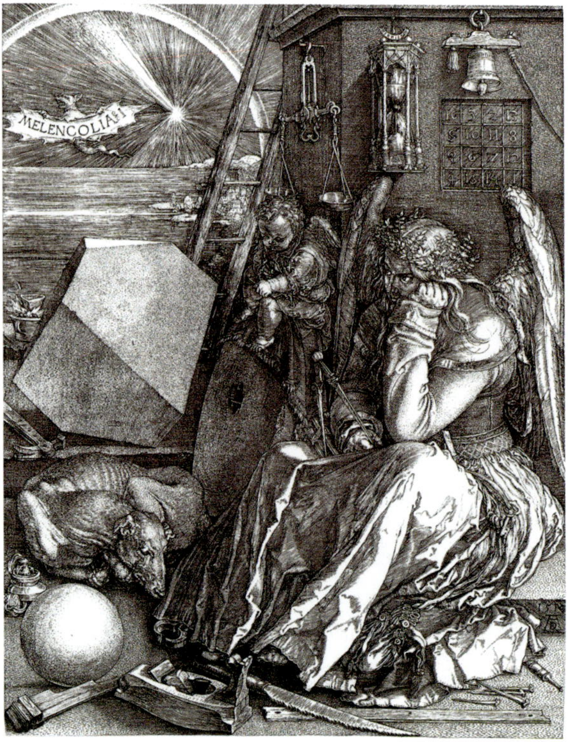

Albrecht Dürer, MELENCOLIA I (1514), Kupferstich

SCHMERZ-ERFAHRUNG XI

Eine junge Lehrerin, Ende 20, die ich wegen einer schweren rezidivierenden (wiederkehrenden) Depression behandle, sagte mir in den ersten Wochen der Therapie: „Ich bin so anders – es gibt für mich keinen Platz auf dieser Welt – ich habe keinen Ort zum Leben, wo ich es mit mir aushalten könnte ...“ Diese Worte erinnerten mich an das Buch von Christa Wolf „Kein Ort. Nirgends“, dort heißt es an einer Stelle: „Wo ich nicht bin, da ist das Glück.“ Und: „Wert ist der Schmerz, am

Herzen der Menschen zu liegen, und dein Vertrauter zu sein, o Natur!“

Es ist der Schmerz des Andersseins als die anderen, des „Ausgesetztseins auf den Bergen des Herzens“[12] (Rilke), der sich in einem solchem melancholischen Leiden ausdrückt.

Ausgesetzt auf den Bergen des Herzens

Ausgesetzt auf den Bergen des Herzens.
Siehe, wie klein dort,
siehe: die letzte Ortschaft der Worte, und höher,
aber wie klein auch, noch ein letztes
Gehöft von Gefühl. Erkennst du‘s?
Ausgesetzt auf den Bergen des Herzens. Steingrund
unter den Händen. Hier blüht wohl einiges auf;
aus stummem Absturz
blüht ein unwissendes Kraut singend hervor.
Aber der Wissende? Ach, der zu wissen begann
und schweigt nun, ausgesetzt auf den Bergen des Herzens.
Da geht wohl, heilen Bewusstseins,
manches umher, manches gesicherte Bergtier,
wechselt und weilt. Und der große geborgene Vogel
kreist um der Gipfel reine Verweigerung. - Aber
ungeborgen, hier auf den Bergen des Herzens …

Rainer Maria Rilke

Auch für Christian Morgenstern (1871–1914) waren Schönheit, Melancholie und Schmerz im Leben immer wieder erlebbar:

Für viele

Wieviel Schönheit ist auf Erden
unscheinbar verstreut;
möcht' ich immer mehr des inne werden;
wieviel Schönheit, die den Taglärm scheut,
in bescheidnen alt und jungen Herzen!
Ist es auch ein Duft von Blumen nur,
macht es holder doch der Erde Flur,
wie ein Lächeln unter vielen Schmerzen.

Christian Morgenstern [13]

SCHMERZ-ERFAHRUNG XII

Eine Frau wurde nach 16 Jahren gemeinsamer Ehe von ihrem Mann verlassen, ohne Vorankündigung, ohne ein Wort der Erklärung. Eines Samstags packte er seine Sachen und ging, zusammen mit dem Sohn. Die Tochter blieb bei der Mutter. Die Tochter, 16-jährig, vermittelte der Mutter, dass sie auch alleine gut zurecht käme. Mit einem Schlag fühlte sich die Frau von allem verlassen, was ihr Sinn und Inhalt im Leben war. Sie wusste mit ihrem Schmerz, mit ihrer Trauer, mit ihrem Alleinsein nichts anzufangen. Sie zog sich zurück von den Menschen und vernachlässigte sich, ihre Tochter und die Wohnung. Sie verstand die Welt nicht mehr und sah keinen Sinn mehr für sich. Apathisch, antriebslos, träge, interesselos, ziellos fiel sie in eine schwere Depression. Der seelische Schmerz nach diesem Verlusterlebnis hatte sie zunächst überwältigt.

Hier war es nicht primär ihre Naturanlage, sondern das konkrete Erlebnis, das die depressive Reaktion ausgelöst hatte. Aber entscheidend war dennoch ihre Bewertung des Ereignisses, die Bedeutung, die sie selbst dem Verlust gegeben hatte, die Sinnlosigkeit, die sie dem Ereignis gelassen hatte, anstelle sich selbst einen Sinn zuzugestehen, einen Sinn für sich selbst und eine Chance, eine neue Möglichkeit zu ergreifen.

Auch dieser seelische Schmerz, der sich als depressives Krankheitsbild ausdrückt, ist ein Stellvertreter. Er steht einerseits für die Hoffnung, für die Sehnsucht, die der Mensch vor dem Verlust gehabt hatte; er steht aber auch als Stellvertreter-Appell an die eigene Ich- Kraft, selbst die Bedeutung festzulegen, die das Ereignis haben darf oder soll.

Der Schmerz kann uns aufmerksam machen, was wir noch zu tun haben; er kann uns etwas deutlich machen, was vor uns liegt; er kann uns die Augen öffnen.

Kapitel V

SCHMERZ ALS AUGENÖFFNER

Spät am Abend fragt sie Kora Bachmann (das ist ihre Anästhesistin), ob sie wisse, dass der Schmerz, den man bei einem Verlust empfinde, das Maß sei für die Hoffnung, die man vorher gehabt habe. Kora wusste es nicht. Der Spur der Schmerzen nachgehen, sage ich zu ihr, ungewappnet, das wäre der Mühe wert. Das wäre des Lebens wert. [1]

Es hatte mit einem körperlichen Schmerz begonnen: sie fühlte sich verletzt. Innerlich. Dieser Schmerz musste notwendig sofort operativ und intensivmedizinisch behandelt werden. Im weiteren Verlauf trat für die namenlose Betroffene in der Geschichte von Christa Wolf eine Verwandlung ein durch Gespräche, hauptsächlich mit der Anästhesistin Kora Bachmann, und durch ihre biografischen Rückblicke auf ihr Leben. Sie gewann sukzessive die Einsicht in einen biografischen und psychosomatischen Zusammenhang ihrer akuten körperlichen Erkrankung. Schließlich kam sie zu der Erkenntnis eines primär seelischen Schmerzes nach einem Verlusterlebnis. In diesem Schmerz erkannte sie das Maß an Hoffnung, das sie vorher gehabt hatte.

Christa Wolf beschreibt den gleichen Zusammenhang, den auch Marguerite Duras festgestellt hatte: „Der Schmerz ist in die Hoffnung eingepflanzt“ [2] – und diese Erkenntnis ist es, die Christa Wolf ihre Protagonistin schließlich sagen lässt: „Der

Spur der Schmerzen nachgehen, ungewappnet, das wäre der Mühe wert. Das wäre des Lebens wert."

Schmerz ist einerseits ein Stellvertreter für das Maß an Hoffnung, das wir – oft unbewusst – hatten, und in der wir enttäuscht wurden; aber er öffnet durch die Aufmerksamkeit, die er einfordert, auch die Augen für diesen Zusammenhang mit einer anderen Qualität, die nicht weh tut. Schmerz macht fühlbar, was nicht gesehen wird.

Im Zustand nach einer Enttäuschung sein, heißt ohne Täuschung zu sehen, zu leben. Das ist zunächst schmerzlich – aber lohnend. Die Täuschungen lagen im Verborgenen, die Enttäuschung wird offenbar. Sie „sticht" ins Auge, sie „brennt" im Herzen, sie „pocht" in den Gliedern, sie tut weh. Das ist der Schmerz der Erkenntnis, der Schmerz des Offenbarwerdens des Verborgenen.

„Noch einmal sei betont, dass Schmerzen Signal für etwas Verborgenes sein wollen, dass sie uns wecken wollen, Veränderungen in uns zu entdecken, die nicht verborgen bleiben sollen."[3] Schmerz hat die Potenz, Veränderung zu bewirken. Um das zu können, muss er spürbar sein, muss weh tun, sonst wirkt es nicht. Insofern ist der Schmerz eine „gute Einrichtung" für den Menschen, geradezu „ein Geschenk"[4], das uns helfen kann, unsere uns selbst zuvor unbewussten Möglichkeiten zu erkennen und zu ergreifen, ins Leben zu bringen. Dazu gehört allerdings immer neben einer Schmerztherapie, die den Schmerz erleichtert (oder auch einmal wegnimmt), eine Therapie, die den Schmerz „anhört", die ihn „ernst nimmt", die ihm seine Botschaft abnimmt; die also Besinnung und Reflexion dem Schmerz gegenüber möglich macht. Dann kann seine Sinnhaftigkeit sichtbar werden. Dann können einem „die Augen aufgehen".

SCHMERZ-ERFAHRUNG XIII

Ein 46-jähriger Ingenieur, eher ein sportlicher Typ, bekommt plötzlich heftige Schmerzen im linken Knie. Er vermutet, er habe sich beim Radfahren wohl etwas übernommen, obwohl ihm nicht aufgefallen war, dass er es übertrieben hätte. Aber man merke es ja nicht immer gleich. Als nach zwei Tagen Schonung und Schmerzsalbe auf das Knie keine Besserung spürbar ist, vereinbart er einen Termin beim Orthopäden. Als er eine Woche später dort ist, sind seine Schmerzen keine Spur besser. Der Orthopäde röntgt und untersucht das schmerzende Knie, findet keine Ursache der Schmerzen und sagt dem Patienten: Er simuliere wohl, sein Knie sei in Ordnung. Frustriert geht der Patient nach Hause. Bei einer Fortbildungsveranstaltung einige Tage später trifft er mich und fragt nebenbei, ob es auch psychosomatische Knieschmerzen gebe. Ich bestätige das und beschreibe mögliche Verursachungen. Darauf reagiert er sehr überrascht; das treffe bei ihm genau zu: Er sei gerade beruflich in einer sehr spannenden Situation, ob er seine Stelle wechseln soll oder nicht. Es sei ihm eine andere Position angeboten worden, es sehe sehr gut aus, aber er sei sich trotzdem nicht sicher, wie er sich entscheiden solle. Irgendwie sei er sich unsicher, wisse nicht recht, wie er zu einer klaren Entscheidung kommen könne, welcher Schritt jetzt für ihn dran sei.

Er hatte die Entscheidung hinausgezögert und einen Kollegen nach dem anderen gefragt. In dieser Situation der inneren Unsicherheit waren schlagartig die Knieschmerzen aufgetreten. In dem Gespräch mit mir, als er seine Situation reflektierte, wurde ihm klar, dass seine Knieschmerzen ihm signalisierten, die Entscheidung liege bei ihm, er habe alles abgewogen, jetzt könne er auf sich vertrauen und seine berufliche Zukunft in die Hand nehmen. Mit seiner Entscheidung für die neue Position waren seine Knieschmerzen verschwunden. Durch die akuten Schmerzen hatte er erkannt, wie schwer er sich mit der Entscheidung tat, aber auch, dass sein Zögern ihm die Zukunft erschwerte.

Um in einer Situation akuter Schmerzen deren Sinn zu erkennen, braucht es vor allem die Gelegenheit zu besonnener Reflexion, in Ruhe, ohne Zeitdruck und ohne Erwartungsdruck von anderen, denen gegenüber man vielleicht nicht ganz frei ist. Manchmal braucht man in einer solchen akuten Schmerzsituation auch professionelle Hilfe. Denn das alles alleine zu bewältigen, ist nicht leicht.

SCHMERZ-ERFAHRUNG XIV

Eine junge Frau Anfang dreißig wird mit heftigen Unterleibsschmerzen wegen einer akut entzündlichen Cyste am Eierstock von ihrem Gynäkologen zur Operation in die Klinik eingewiesen. Dem untersuchenden Frauenarzt in der Klinik fällt auf, dass die Patientin sehr durcheinander und verunsichert wirkt. Er stellt die Indikation zur Operation, schickt die Patientin aber zuvor noch zu einem psychosomatischen Konsil zu mir. Im Gespräch berichtet die Patientin von ihrer aktuellen Lebenssituation: Sie habe sich vor längerer Zeit für eine Tätigkeit im Entwicklungsdienst für Südafrika beworben. Nun sei eine Zusage gekommen und sie müsse sich innerhalb von zwei Wochen entscheiden, ob sie diese, von ihr lang ersehnte Stelle annehmen wolle. Das neue Problem sei jetzt, dass sie seit einiger Zeit einen Partner habe, der ihr gleich zu verstehen gegeben habe, dass er von ihrem Plan gar nichts halte und für ihn die Beziehung zu Ende sei, wenn sie für den Entwicklungsdienst nach Südafrika gehe. Jetzt wusste sie akut nicht, wie sie sich entscheiden sollte. Sie war ratlos und fühlte sich überfordert; sie wusste keinen Ausweg für sich und fühlte sich von ihrem Partner unter Druck gesetzt. In dieser Situation brach die akut entzündlich Cyste am Eierstock aus und bereitete ihr heftige Schmerzen, die sie zum Arzt führten.

Jetzt war sie in der Klinik. Die Patientin wurde zunächst konservativ medikamentös und mit Bettruhe behandelt. Dies gab ihr die Gelegenheit, sich in Ruhe zu besinnen. Sie wurde sich klar darüber, was ihr wichtig ist und was sie wollte. Mit der inneren Klarheit und ihrer Entscheidung verschwanden die Schmerzen, die Cyste bildete sich zurück, sodass eine Operation gar nicht mehr nötig war. Die junge Frau hatte ihren Weg für sich gefunden – und sich für den Entwicklungsdienst in Südafrika entschieden. Die entzündliche Cyste mit dem akuten Schmerz war „wie stellvertretend" für die zunächst nicht lösbar erschienene Frage aufgetaucht und hatte ihr den Abstand und die Besinnungsmöglichkeit gegeben. Diese Chance hatte sie für sich genutzt, der Schmerz wurde nicht einfach „weggemacht" sondern auf seine Bedeutung hin befragt – die von der Patientin selbst gefundene Antwort war dann auch gleichzeitig die Auflösung ihrer Cyste und der Schmerzen.

Der Schmerz kann uns die Augen öffnen – vorausgesetzt, wir sind bei Bewusstsein, vorausgesetzt, wir verschließen die Augen nicht vor dem, was es zu sehen gilt. Um dem Schmerz zu ermöglichen, dass er uns die Augen öffnen kann, sind zwei Voraussetzungen zu erfüllen:

Erstens ist eine innere Haltung dem Schmerz gegenüber nötig, ihn nicht als zu beseitigendes Übel zu betrachten, sondern ihn als unerwarteten Gast anzuerkennen. Als ein ungebetener Gast, der sich in unserer Wohnung einnistet, manchmal nur kurz, manchmal aber auch als unwillkommener Untermieter, der tagaus tagein und manchmal auch nachts auf uns einredet, in seinem unverständlichen Organ-Dialekt, den wir zunächst nicht verstehen.

Christa Wolf hat das so beschrieben: *Dass du nicht verstandest, was passierte, als der Herzrhythmus entgleiste, aber sofort begriffst, warum es passierte. Das Organ hatte die heikle, vielleicht gefährliche Aufgabe übernommen, den Zustand schweren inneren Gejagtseins zu vermelden, den du anders nicht zur Kenntnis nehmen wolltest. Die Sprache unserer Organe, die wir nicht entschlüsseln können, weil wir eisern entschlossen sind, Körper- und Seelengedächtnis voneinander zu trennen.* [5]

Der Schmerz ist ein Vermittler zwischen Leib und Seele, er berührt immer beide und er spricht zu unserem Ich, er appelliert an unseren Geist. Das sollten wir bemerken und anerkennen.

Wenn wir den Appell des Schmerzes als Aufruf an unser Ich hören und verstehen wollen, damit uns die Augen aufgehen, dann braucht es als zweite Voraussetzung die Möglichkeit, in Ruhe über den Kontext, den Zusammenhang des Schmerzes mit uns und unserem Leben zu reflektieren und uns zu besinnen, was der Schmerz uns sagen will.

Schmerz hat Sinn und Bedeutung über ein lokales körperliches Geschehen hinaus, das eventuell als Ursache eines akuten Schmerzes erkennbar ist. Sinn und Bedeutung des Schmerzes weisen über körperliche Schädigungen, über psychosomatische Verursachungen, über psychosoziale Verletzungen, über lebensgeschichtliche Kränkungen hinaus: Sinn und Bedeutung von Schmerz weisen auch auf die Existenz des Menschen als Mitmensch.

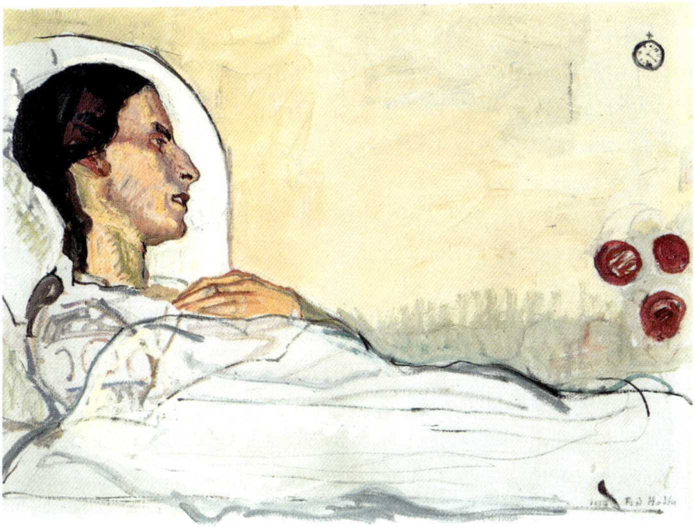

Ferdinand Hodler (1853 – 1918): Valentine Godé-Darel im Krankenbett

Jeder Schmerz fordert den heraus, der den Schmerz hat, der ihn an sich selbst erlebt. Jeder Schmerz fordert aber auch diejenigen heraus, die miterleben, wie ihr Mitmensch Schmerzen erleidet. Schmerz eröffnet uns eine neue Erfahrung, eine neue Dimension des Miteinanderseins: die Dimension des Mitgefühls. Eines Mitleids im richtigen Sinn: als emotionales Verstehen aus Mitgefühl, aus Empathie – und darin auch, in einer weiteren Steigerung, die Fähigkeit des Leidens für einen anderen, für unseren Mitmenschen, wie es beispielsweise die christliche Passionsgeschichte urbildhaft aufzeigt am Leiden Christi für die Menschheit. In diesem Sinne verstehe ich auch Siegried Lenz, wenn er auf eine neue Dimension des Mitgefühls hinweist:

> *Durch den Schmerz entdecken wir den Andern, den Mitleidenden, wir werden gewahr, dass wir nicht allein sind, jeder nur ein Fremder, der sich im Gegensatz zur Welt befindet. Unser Bewusstsein erweitert sich: [...] Unter Schmerzen sind wir nicht bereit, alle Erfahrungen als gleichwertig anzusehen; vielmehr gelangen wir in den Besitz einer Wahrheit, die vieles andere als unwesentlich erscheinen lässt. Es ist die Wahrheit eines befristeten in der Weltseins [...] Der Schmerz ist naturgegeben. Er ist ein Seinsereignis, das zum Menschen gehört, und je länger wir über ihn nachdenken, desto entschiedener rät uns die Vernunft, ihn nicht allein als Unheil zu betrachten. Wenn wir ihn mit gelassener Aufmerksamkeit bestimmen, zeigt es sich, dass er auch einen Offenbarungscharakter hat: Er eröffnet uns nicht nur unsere Ohnmacht und Verletzlichkeiten, sondern lässt uns auch eine tröstliche Möglichkeit der Existenz erkennen – die Möglichkeit einer Bruderschaft im Schmerz.*[6]

Seit der Antike wurde Schmerz immer auch in seiner sozialen Bedeutung gesehen[7]: als Appell und Bitte an die Mitmenschen um Beistand, Zuwendung, Hilfe, Berührung, Trost, Gebet. „Uns lehrt eigener Schmerz, der anderen Schmerz zu teilen“, sagt Goethe.[8] Schmerz wurde aber auch als Erzieher in der Biografie verstanden, als Anreger für die seelisch- geistige Entwicklung. Erst mit Beginn der Neuzeit in der Renaissance, mit der zunehmenden Säkularisierung der Menschheitsfragen und -probleme, bildet sich dem Schmerz gegenüber der Zwiespalt heraus: Beseitigung oder Sinngebung des Schmerzes.

Wenn die Medizin dem Schmerz den Sinn abspricht, ist die Strategie der Schmerzbeseitigung logische Konsequenz. Und das Versprechen, Schmerzfreiheit zu ermöglichen, führt zu einer Haltung und zu einem Verhalten, den Schmerz als sinnloses Übel fürchten und um jeden Preis vermeiden zu wollen. Aldous Huxley hatte diese Entwicklung schon in seinem Roman „Schöne neue Welt" vorgezeichnet[9]: „Jedermann ist seines Nächsten Eigentum" heißt dort die Devise, natürliche Geburt ist durch künstliche Zeugung und Züchtung ersetzt, physische und psychische Eigenschaften werden geplant und durch postnatale Konditionierung gesteigert, die Menschen werden durch permanente Propaganda, auch im Schlaf (Hypnopädie) und vollkommene Befriedigung aller (sinnlichen) Bedürfnisse bei Laune gehalten. Krankheiten, Leiden und Schmerzen werden ebenso ausgeschaltet wie alle großen Gefühle und Leidenschaften, etwa Liebe, Wut, Scham, Kummer und Einsamkeit. Soma ist das Allheilmittel, das Schmerzen, Kummer, Raum und Zeit vergessen lässt. Es ist die Glücksdroge ohne Nebenwirkungen, die Menschen vergessen Sorgen und Ziele, sie „werden weder von Kopfschmerzen noch von Mythologie geplagt." Eine Welt, der die unsrige sich gefährlich anzunähern scheint – und in der Schmerzen dann niemandem mehr die Augen öffnen werden.

Wir haben es wieder zu lernen, dass Schmerzen eine Bedeutung haben für unser Wesen und Dasein und dass wir uns selbst zur Bedeutungslosigkeit verurteilen, wenn wir unserem Schmerz jede Bedeutung absprechen. Denn im Umgang mit Schmerz, in unserer Haltung dem Schmerz gegenüber zeigt sich unser Wesen. Und je mehr wir uns um eine Sinngebung des Schmerzes bemühen – und eben nicht um dessen Abschaffung – umso mehr erweitern wir unseren Horizont und den Sinn unseres Daseins. „Alles hängt von der Bedeutung ab, die der Mensch dem Schmerz gibt."[10]

Kapitel IV

SCHMERZEN UND LEIDEN IN DEN KÜNSTEN

Dass der Mensch erst aus dem Schmerz geboren wird und durch den Schmerz erst zu sich kommt – genauer: zu sich als einem Wesen mit unendlich vielfältigen und variablen Ausdrucksformen. [1]

Ferner entsteht wohl der Schmerz,
Wenn des Urstoffs Grundelemente
In dem lebendigen Fleisch und den Gliedern
Gewaltsam erschüttert
Hin und her sich bewegen
Im eigensten, inneren Sitze;
Wonne dagegen, sobald in die vorige Lage sie kehren. [2]

Schmerz war zu allen Zeiten der Menschheit nicht nur ein Thema für die Medizin, sondern immer auch ein Thema für die Religionen, für Philosophen und Dichter, für Bildhauer und Maler, auch für Musiker und darstellende Künstler. Schmerz ist offensichtlich als Phänomen zu groß, zu tief, zu existenziell, um es der Medizin alleine zu überlassen. Es ist angemessen und sollte selbstverständlich sein, die Ansichten und Einsichten, die Erkenntnisse und Bewältigungsmöglichkeiten aus Theologie, Geisteswissenschaften und Kunst ebenfalls zu berücksichtigen.[3]

Sind es in der Medizin vorwiegend die Fragen, woher der Schmerz kommt, welche Wunde oder innere Erkrankung ihn hervorruft und wie er zu behandeln sei, damit er erträglich ist und wieder vergeht, fragen die bildenden Künste mehr danach, wie der Schmerz aussieht, genauer: wie ein Mensch im Schmerz aussieht, wie sich der Mensch im Schmerz ausdrückt, und welche Aussage der Mensch im Schmerz hat. Demgegenüber fragen schreibende und beschreibende Künste wie Dichtung und Philosophie eher nach dem Aspekt, was der Schmerz durch und für den Menschen in die Welt bringt, was der Schmerz durch den Menschen verändern und wie der Schmerz den Menschen selber verwandeln kann.

Es ist eine andere Haltung dem Schmerz gegenüber: eine fragende, hinschauende, hinhörende Haltung, nicht eine, die ihn bekämpfen oder vermeiden will, wie sie für die Medizin oft typisch ist. Dadurch erfahren wir mehr über den Schmerz.

In den künstlerischen Darstellungen und Beschreibungen zeigen sich andere Dimensionen des Schmerzes als in der Medizin. Es sind die Dimensionen des *Aussehens, des Ausdrucks und der Aussage* einerseits des Körpers im Leiden an Schmerzen; es sind andererseits die Dimensionen der Seele im Leiden an der Melancholie (Depression) sowie auch im Mitleiden in der Trauer und in einer besonderen Form des Leidens, dem stellvertretenden Leiden.

Das Aussehen eines Menschen im Schmerz zeigt sich in der Anspannung der Muskulatur, in der Verrenkung der Gelenke und Glieder, in der Verzerrung der Gestik und Mimik, in der Streckung oder Krümmung der Körperhaltung, im Schrei oder im Verstummen. Der körperliche Schmerz ist überwiegend extravertiert, auf Ausdruck gerichtet. Demgegenüber scheint der seelische Schmerz mehr introvertiert zu sein, im Eindruck zu leiden und zu wirken.

Beide, körperlicher Schmerz und seelisches Leiden, werfen den Menschen auf sich selbst zurück, zeigen auf ihn selbst, beziehen sich auf ihn, betreffen ihn selbst an Leib und Seele. Anders das Mitleiden: es wirft uns nicht auf uns selbst zurück, es ist ja ein Leiden mit anderen, es ist weltoffen, es öffnet uns den Mitmenschen und der Welt gegenüber. Es ist weder extravertiert noch introvertiert, es ist weder Ausdruck noch Eindruck, es ist ein Mitgehen mit der Seele des Mitmenschen. Sein Aussehen, sein Ausdruck ist entsprechend anders in der bildenden Kunst zu erkennen, etwa in der bekannten Pieta von Michelangelo: es ist in der Offenheit ganz Innerlichkeit.

Noch eine andere Qualität hat das Stellvertretende Leiden Christi für die Menschheit in den Darstellungen der Künstler, etwa in der Kreuzigung von Hans Baldung, gen. Grien: hier ist der Ausdruck ein Bild der Hingegebenheit an das Schicksal.

Die reiche Fülle der Darstellungen von Schmerzen und Leiden in der bildenden Kunst kann in diesem Kapitel nur angedeutet werden. Philosophie und Religion, Dichter und Künstler sehen im Schmerz nicht, wie die Medizin, etwas zu Vermeidendes, sondern sie sehen den Schmerz als einen Ermöglicher, als ein Phänomen im Menschenleben, das zu neuen und tieferen Erfahrungen führen kann, das zu einer Verinnerlichung führen, das eine neue Sicht und neue Werte im Leben eröffnen kann.

KÖRPERLICHE SCHMERZEN

Es gibt die verschiedenen Dimensionen des Leidens, die wir im Umgang mit schmerzkranken Menschen erleben und in den Darstellungen der Künstler wieder finden können. Die erste Dimension ist die ganz grundlegende Erfahrung des Leidens an körperlichen Schmerzen.

Die Abbildung zeigt eine mythologische Darstellung, in welcher der Gott Apollon dem Satyr Marsyas bei lebendigem Leibe die Haut abzieht, weil jener den musikalischen Wettstreit mit Apollon, zwischen der Flöte des Marsyas und der Leier des Apoll, verloren hatte. Wir sehen deutlich das schmerzverzerrte Gesicht und die in Schmerzen verrenkte Körperhaltung des Marsyas.

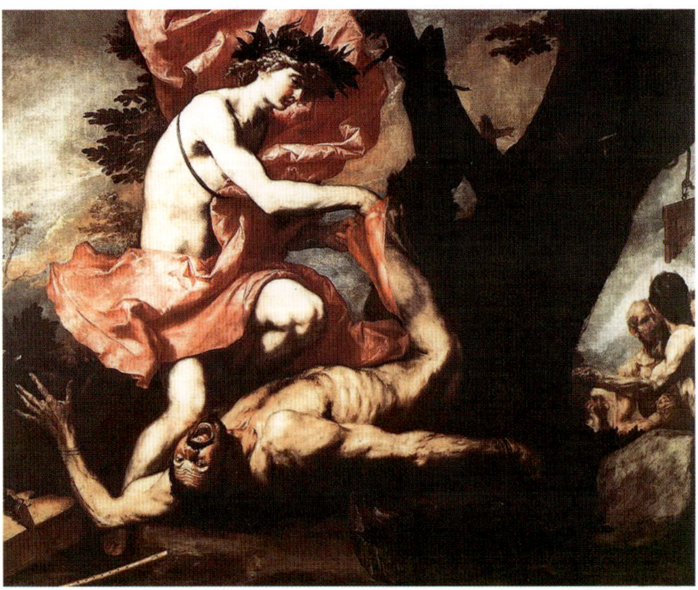

José de Ribera, Apoll und Marsyas (1637)

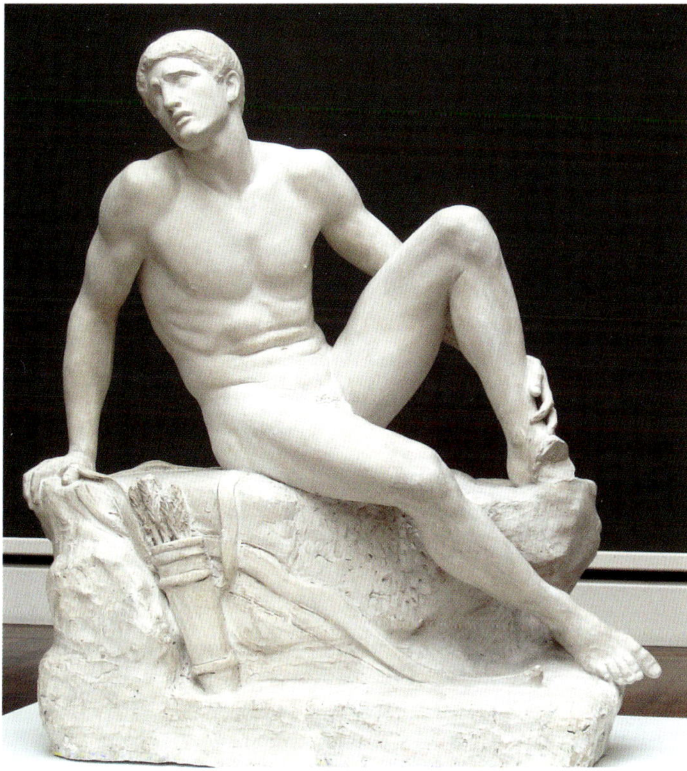

Adolf von Hildebrand, Philoktet (1886)

Ein weiteres mythologisches Motiv zeigt Philoktet, den berühmtesten und besten Bogenschützen im trojanischen Krieg auf griechischer Seite, der beim frevlerischen Betreten eines heiligen Haines von einer Schlange gebissen wurde und seitdem an einer nicht heilenden, immer eiternden und chronisch schmerzenden Wunde am Fuß litt. Er wurde wegen des Gestanks der Wunde und seiner markerschütternden Schmerzensschreie von den Griechen verbannt und von Odysseus auf eine einsame Insel, Lemnos, ausgesetzt – bis er schließlich im

Krieg vor Troja doch wieder gebraucht wurde, nachdem die Griechen keine Fortschritte machten und ein Orakelspruch ihnen verraten hatte, dass nur mit den Pfeilen des Herakles Troja besiegt werden könne. Genau diese Pfeile des Herakles waren im Besitz des schmerzkranken und wunden Philoktet auf Lemnos.

So machte sich Odysseus in Begleitung von Neoptolemos, Sohn des Achill, auf die Reise, Philoktet wieder für das griechische Heer vor Troja zu gewinnen. Diese Konfiguration des Philoktet, der seinen Fuß mit der schmerzenden Wunde hält und in anderen Darstellungen auch zusammen mit dem jungen Neoptolemos gezeigt wird, wurde immer wieder von Dichtern bearbeitet, so zum Beispiel von Sophokles in der griechischen Antike (vgl. Kap. V) oder von Heiner Müller in der zweiten Hälfte des 20. Jahrhunderts.

In der Geschichte war Philoktet neun Jahre lang mit seiner eiternden und schmerzenden Wunde auf der Insel allein seinem Schicksal überlassen. Als dann der Jüngling Neoptolemos, der mit Philoktets Schicksal nichts zu tun hatte, weil er zu Beginn des trojanischen Krieges noch ein Kind war, ihn auf Geheiß des Odysseus aufsucht und zur Rückkehr zu überreden versucht, zeigt sich Philoktet verständlicherweise verbittert und lehnt es ab, wieder mit den Griechen zu kämpfen. Da ermahnt ihn der junge Neoptolemos mit den Worten:

Die Schicksale, die von den Göttern sind gegeben,
die müssen Menschen notgedrungen tragen.
Doch wer da pocht auf seine selbstgewählten Leiden
wie Du, mit dem wird man nicht Nachsicht haben
gerechterweise noch ihm Mitleid schenken.

Philoktet, der über die Worte des Jungen nachdenkt, antwortet, für sich immer noch nicht überzeugt:

Denn nicht der Schmerz um das, was war,
beißt mich so sehr,
nein, was für Dinge ich noch dulden muss durch sie,
mein ich vorauszusehen.

Hier deutet sich ein interessanter Aspekt an, nämlich dass Schmerzen nicht wegen ihrer in der Vergangenheit liegenden Ursachen unerträglich sein können, sondern dass sie auch einen Hinweischarakter auf Kommendes, auf Zukünftiges haben können. In einer urbildlichen Weise ist dies wohl beim Geburtsschmerz der Fall, wenn ein Mensch auf die Welt kommt.

Bei Sophokles geht die Sache dann noch gut aus für Philoktet, denn nachdem er sich von Neoptolemos nicht hat überreden lassen und auch die Drohungen von Odysseus nicht fruchten, erscheint ihm der verstorbene Herakles persönlich und verspricht ihm, dass Philoktet aus seinen Leiden „ein Leben voll des höchsten Ruhmes erwächst", wenn er mit Neoptolemos nach Troja zieht. Denn dort werde er geheilt werden und dann mit den Pfeilen des Herakles den Griechen zum Sieg über Troja verhelfen.

In der Philoktet-Neudichtung von Heiner Müller reflektiert Philoktet – im Schmerz über seine Wunde und sein Ausgesetztsein – seine Situation und das Handeln der Griechen gegen ihn und er bekennt:

Nichts anderes, wenn ein anderer dein Fleisch war,
das stank und brüllte, hättest du getan.
Ich war die Wunde, ich das Fleisch, das schrie
Der Flotte nach und dem Gesang der Segel
Ich, der die Geier fraß unter dem Reißzahn
Wohnend der Jahre. Ich und ich und ich.
Mit hohem Preis gekauft mein Hass gehört mir.
Der Fuß schnappt nach dem Weg, der ihm verspricht
Den anderen Fuß heil zur Gesellschaft wieder
Das Bleigewicht der Schmerzen leiht ihm Flügel
Mächtig der Köder schleppt das faule Fleisch
[...]
Lauf, Einbein, in den Schlamm, der alles heilt
Die alte Wunde mit der neuen Kränkung
Den stinkenden mit dem Gestank der Schlacht. [4]

Auch hier kommt im Schmerz und in der Reflexion Altes und Neues zusammen; bei Heiner Müller geht es nicht mehr gut aus, es erscheint kein Herakles; als Philoktet versucht, den von ihm gehassten Odysseus mit einem Pfeil zu erschießen, rammt ihm der ungestüme Neoptolemos sein Schwert in den Rücken und Odysseus nimmt dem totem Philoktet Bogen und Pfeile des Herakles ab, für den Krieg gegen Troja. Der Schmerz des Philoktet war für ihn selbst umsonst.

Ein modernes Beispiel der künstlerischen Darstellung und Verarbeitung körperlicher Schmerzen finden wir in vielen sehr eindrücklichen Bildern bei Frida Kahlo (1907–1954). Hier die gebrochene Säule des Rückgrats, die offene Wunde, das haltgebende und einengende Korsett, die schmerzenden Nägel in der Haut und im Fleisch, die Tränen, der stumme Mund und der fragende Blick.

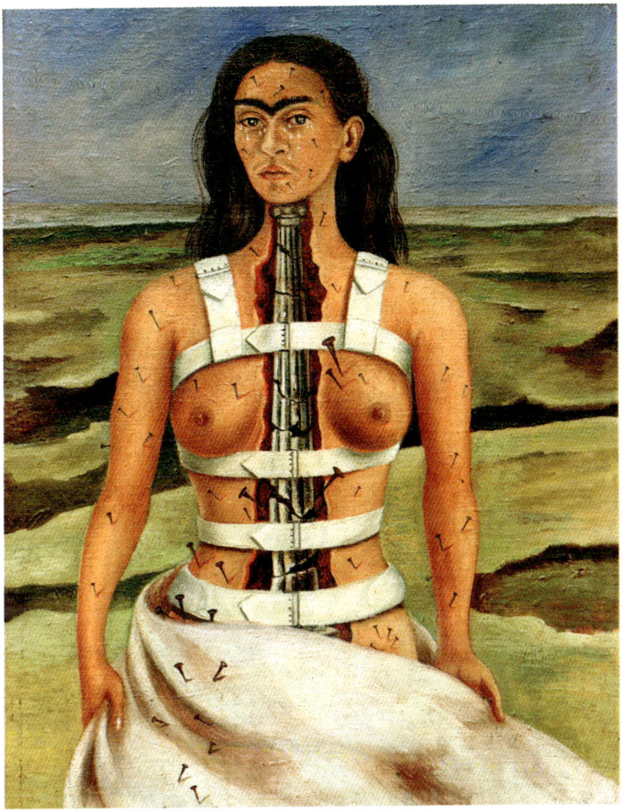

Frida Kahlo: Gebrochene Säule, akg images

Frida Kahlo war als 18-jährige bei einem Verkehrsunfall schwer verletzt worden, als sich eine Stahlstange durch ihr Becken bohrte und ihre Wirbelsäule brach. In der Folge musste sie sehr viel liegen und lange Zeit ein Stahlkorsett tragen. Bald nach diesem Unfall begann sie im Bett zu malen. In ihrem Tagebuch schreibt sie:

> *Sobald ich meine Mutter wieder sah, sagte ich zu ihr: ‚Ich bin nicht gestorben, und außerdem habe ich etwas, wofür es sich zu leben lohnt: die Malerei'. Da ich in einem Gipskorsett liegen musste, das von den Schlüsselbeinen bis zum Becken reichte, konstruierte mir meine Mutter ein lustiges Gestell mit einer Holztafel, um das Papier daran zu befestigen.* [5]

Entgegen der damaligen medizinischen Erwartung erwarb sich Frida Kahlo ihre Mobilität wieder zurück, sie konnte sich wieder bewegen und gehen, litt aber ihr ganzes Leben unter Schmerzen und wurde im Laufe der folgenden 29 Jahre ihres Lebens insgesamt 32-mal operiert.

SEELISCHER SCHMERZ

Die zweite Dimension des Schmerzes, wie er in der Bildenden Kunst dargestellt wird, ist das Leiden am seelischen Schmerz. Wenn wir von „*Schmerzen*" im Plural sprechen, meinen wir körperliche Schmerzen, die meist lokalisierbar sind. Der Schmerz im Singular, etwa der seelische Schmerz, ist mehr innerlich und ungreifbar – wie beispielsweise in dem berühmten Bild „*Melancholie*" von Edvard Munch. Kein extravertierter Ausdruck, kein Schrei, kein Verrenken der Glieder, keine verzerrte Mimik, sondern der ruhige, in sich gekehrte, introvertierte, nachdenkliche, vielleicht grüblerische Blick, der nichts um sich herum wahrzunehmen scheint.

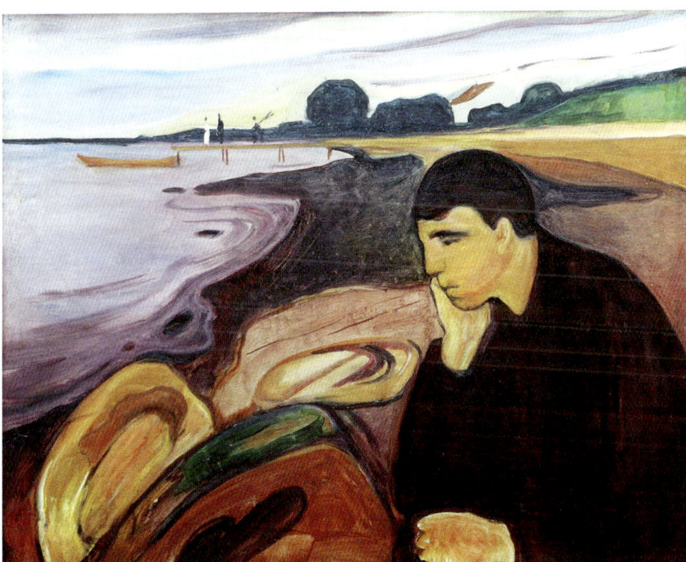

Edvard Munch: Melancholie, 1894, akg images

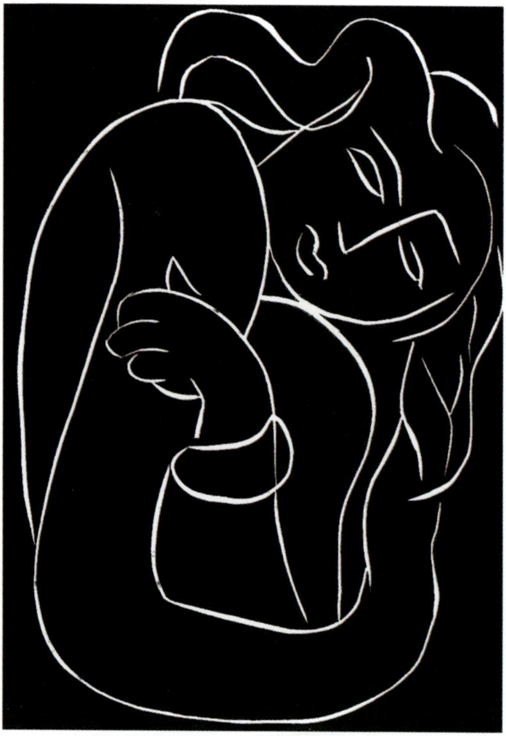

Henri Matisse: Pasiphae in trauerndem Seelenschmerz

Seelischer Schmerz zeigt sich auch in der Trauer nach Trennung oder Verlust, im seelischen Schmerz einer Traumatisierung oder dem seelischen Schmerz wegen eines Konfliktes oder eines großen Kummers. Wie bei dem Werk von Henri Matisse über die trauernde Pasiphae (gr. „die für alle strahlt", Tochter des Sonnengottes Helios, Gemahlin von König Minos von Kreta und Mutter des Minotaurus): ganz in sich gekehrt, Schutz suchend, von der Welt zurückgezogen, ihrem Kummer, ihrer Trauer über den Frevel ihres Gatten Minos hingegeben.

In dieser Skulptur der Niobe drückt das Antlitz den tiefen Seelenschmerz aus, den die stolze Mutter erleiden musste, nachdem Apollon und Artemis ihre sieben Söhne und sieben Töchter mit Pfeilen hingestreckt hatten, als göttliche Strafe für ihre Überheblichkeit.

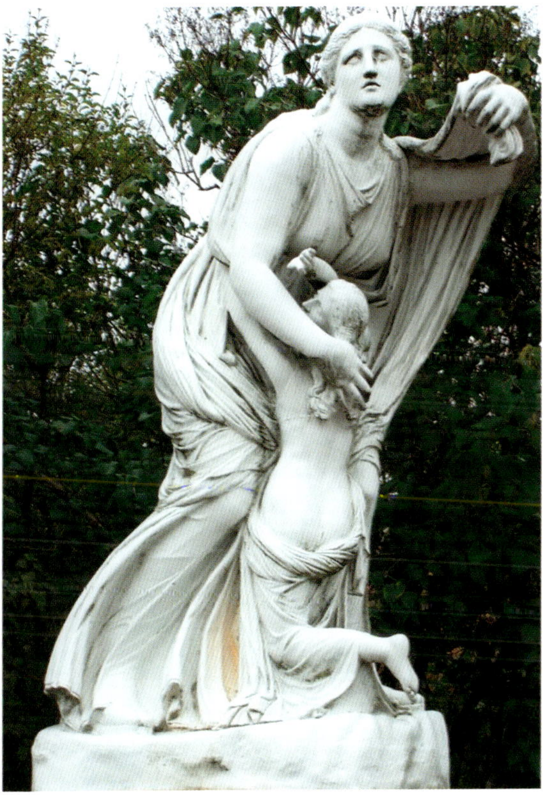

Trauernde Niobe

In der Gestalt der Niobe finden wir mythologisch urbildhaft dargestellt, dass man im Schmerz auch zu Stein erstarren kann. Sie wurde daraufhin in ihre vorderasiatische Heimat zurückgebracht und ihr versteinertes Antlitz erscheint in einem Felsen. Doch der Schmerz wirkt weiter und noch aus dem zu Fels gewordenen, versteinerten Antlitz der Niobe rinnen ihre Tränen über den Verlust ihrer Kinder. Damit ist eine zweite Qualität von seelischem Schmerz angedeutet, nämlich dass Kummer als seelischer Schmerz so weit gehen kann, dass er „*zum Steine erweichen*" sei. Vielleicht kann man das in dieser Darstellung einer Skulptur in Florenz noch erahnen.

Seelischer Schmerz ist dem sprachlichen Ausdruck näher als körperliche Schmerzen. So gibt es viele Gedichte, die dem melancholischen oder depressiven Gestimmtsein Ausdruck verleihen, wie in dem folgenden Gedicht einer meiner Patientinnen:

Ich will die Frühlinge nicht mehr aufsuchen.
Sie treiben das helle Grün mit Dornen
In meine Brust,
sie singen mein Herz wund
und blühen aus zu Schmerz
und verwelken meinen Mut.
und seine glänzenden Bäche
voll neuen Wassers
fließen ganz innen
zu Tränen aus.
Frühlinge,
ure Sanftmut und Zartheit
werden zu Wehmut
euer Frohlocken
zu Todesglocken,
euer neues Keimen
erstickt mein Wort
und bangend treffen
erste Sonnenstrahlen
mein dünnes Kleid.

E. P.

In der schwersten, vielleicht sogar psychotischen Depression gibt es für die Betroffenen Zustände von Selbstentfremdung (Depersonalisation), Sprachverlust und, als einen der am schwersten zu ertragenden seelischen Situationen, das Gefühl der Gefühllosigkeit.

Friedrich Hölderlin hat verschiedene Stadien psychischer Erkrankungen durchlebt, von einer nachfühlbaren reaktiven Trauer nach der Trennung von seiner geliebten Susette Gontard (seiner Diotima) bis zur schizophrenen Psychose. Nach dem Verlust seiner Diotima oder, prosaischer ausgedrückt, nach der Entlassung aus dem Hause des Frankfurter Bankiers Gontard, wo er als Hauslehrer für den ältesten Sohn Henry angestellt war und sich in die Ehefrau des Hausherrn und Mutter der Kinder verliebt hatte, dichtete der enttäuschte Trauernde:

Aber das Haus ist öde mir nun, und sie haben mein Auge
mir genommen, auch mich hab ich verloren mit ihr.
Darum irr ich umher, und wohl, wie die Schatten, so
muss ich Leben, und sinnlos dünkt lange das übrige mir.

Menons Klagen um Diotima

Jahre später heißt es in „Mnemosyne“ (zweite Fassung):

Ein Zeichen sind wir, deutungslos
Schmerzlos sind wir und haben fast
Die Sprache in der Fremde verloren.

Auch seelische Schmerzen verändern Gesichtsausdruck und Körperhaltung, aber weniger in einer verkrampften oder ekstatischen, extensiven oder extravertierten Art und Weise, als vielmehr in einer schlaffen, gebückten, gebeugten, in sich gekehrten, intensiven und introvertierten Form; der Blick des körperlich Schmerzkranken ist verzerrt nach oben und außen gerichtet, während der Blick des unter seelischem Schmerz Leidenden nach innen gekehrt ist.

Eine besondere Qualität des Schmerzes in der seelisch-geistigen Dimension ist das Leiden an der Frage nach dem Sinn angesichts großer körperlicher Schmerzen und seelischer Leiden. Schmerz in jeder Erscheinungsform stellt für die davon Betroffenen oft die Frage nach dem Sinn, die zunächst unbeantwortet bleibt und so das Leiden noch unerträglicher machen kann.

Hier ist urbildhaft an die schon früher erwähnte Geschichte von Hiob aus der Bibel zu erinnern. Es ist die Geschichte der Suche nach dem verlorenen Sinn (vgl. Kapitel I). Sie hat zu allen Zeiten Künstler angeregt, sich mit dieser Gestalt und ihrem Sinn zu beschäftigen.

In der Zeichnung von Rembrandt sieht man sehr deutlich die Vorwurfshaltung der Frau gegenüber dem nachdenkenden Hiob.

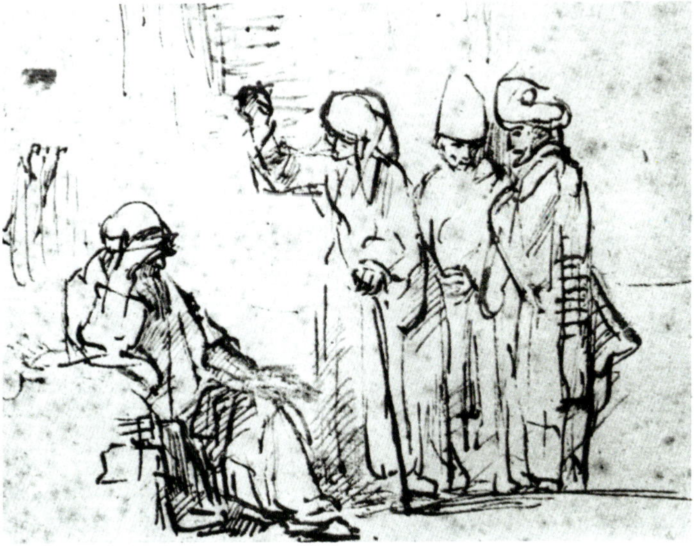

Rembrandt: Hiob, seine Frau und seine Freunde

Die Bearbeitung von Erich Heckel hingegen betont den demütig leidenden Hiob, der sich des Sinns besinnt – wohl gerade angesichts der Erscheinung Gottes aus einem Gewitter.

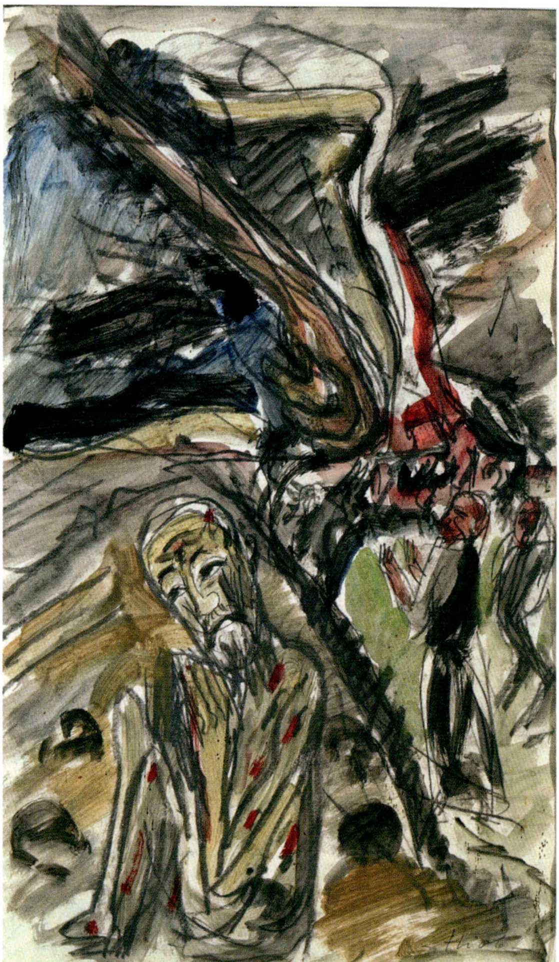

Erich Heckel: Hiob, akg images

Die dritte Dimension des Leidens, wie sie in der Kunst sichtbar wird, ist die Leidensfähigkeit für den Nächsten, für den Mitmenschen. Es ist die Fähigkeit des Mit Leidens.

In künstlerischen Darstellungen ist das Mitleiden offensichtlich in ganz anderen Ausdrucksgestalten dargestellt als das Leiden an seelischen oder körperlichen Schmerzen.

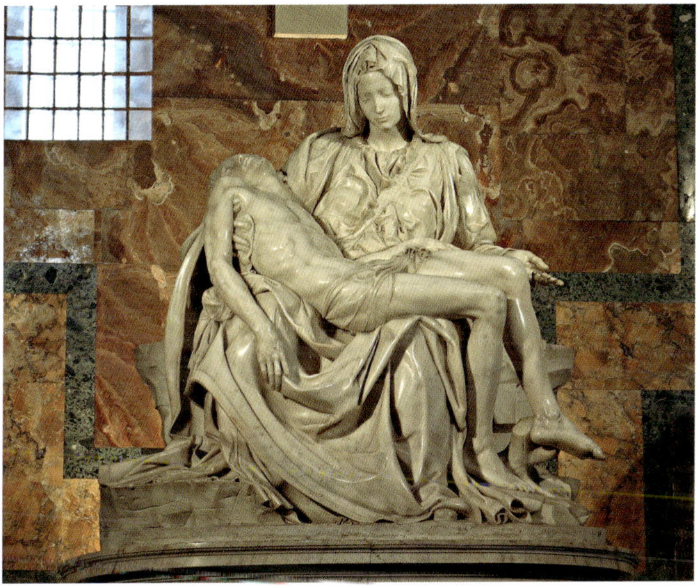

Michelangelo, Römische Pietà, Petersdom

In dieser Skulptur der Pieta von Michelangelo sehen wir den Ausdruck eines Leidens, das nicht von körperlichen Schmerzen und auch nicht von seelischem Schmerz allein herrührt, sondern über den nachfühlbaren Schmerz um den gekreuzigten Christus hinaus eben jene (von Hiob geforderte und erst nach dem Eingreifen Gottes von Hiob erreichte) Ergebenheit in den Sinn des Schicksals ausdrückt; und damit mehr ein Mitleiden ist an der Notwendigkeit des Todes Christi am Kreuz für die Menschheit als ein persönliches Leiden über den Verlust eines geliebten Menschen. Die Unterschiede zwischen seelischem Schmerz und dieser Form des ergebenen Mitleidens sind vielleicht nirgends sonst so klar sichtbar.

Die vierte Dimension des Leidens, wie sie uns die christlich-religiöse Kunst zeigen kann, ist das Stellvertretende Leiden. Am Beispiel der Leidensgeschichte Christi ist uns das urbildhaft überliefert. Christus erleidet als Sohn Gottes den schmerzhaften Kreuzestod, um die Menschheit zu erlösen. Die Darstellungen der Kreuzigungen Christi in der christlichen Kunst sollen den Menschen dieses große Leiden für die ganze Menschheit vor Augen führen, um ihnen damit die Augen zu öffnen für den Sinn des Leidens.

Die Leidensgeschichte Christi bis hin zu seinem Kreuzestod prägt innerhalb der christlichen Kultur und des abendländischen Bewusstseins bis heute unsere Vorstellungen von Leiden und Mitleiden. In der Kreuzigungsdarstellung von Hans Baldung, genannt Grien, sehen wir rechts im Bild den von körperlichen Schmerzen gezeichneten, in Verrenkung und Verkrampfung und mit abgewendetem Blick mitleidlos dargestellten Schächer. Der Schächer links im Bild, mit etwas weniger Verrenkungen in der Körperhaltung dargestellt, hat seinen reuevollen Blick zu Christus gewandt, vielleicht auf Mitleid hoffend.

Unmittelbar am Stamm des Kreuzes unterhalb von Christus steht Johannes mit offenem Mund und Tränen auf der Wange, den Blick hinauf zu Christus gerichtet, mit Trauer und Sorge in seinem Ausdruck. Die Blicke von Maria und Maria Magdalena sind gesenkt; die Körperhaltung drückt Trauer und Ergebenheit aus: die kniende Maria vom Schmerz um den Verlust gezeichnet, Maria von dem tiefen Sinn des Geschehens erfüllt und in ihrem Mitleiden selbstlos dem von Gott gewollten Schicksal ergeben.

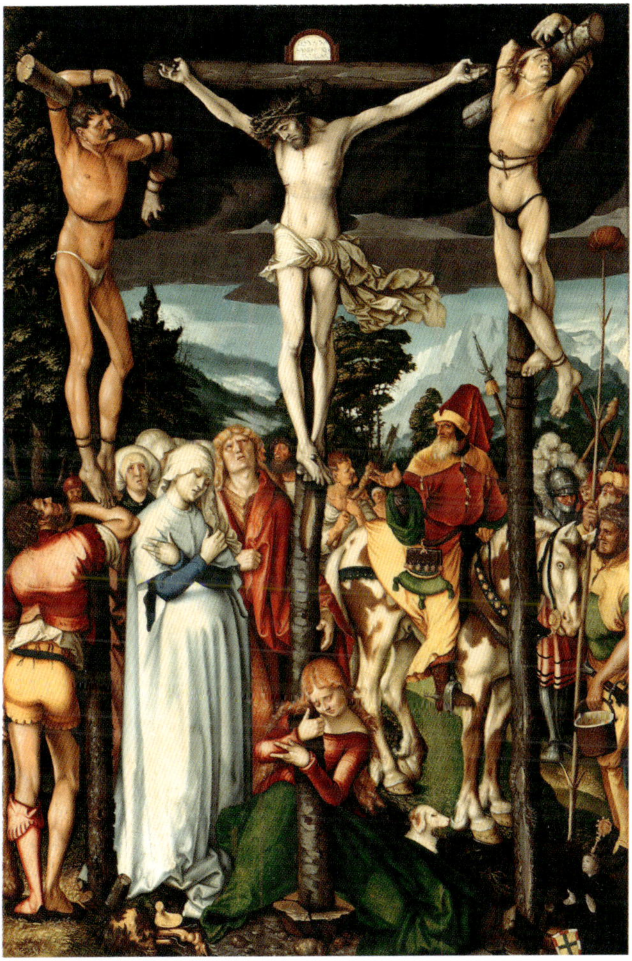

Hans Baldung Grien: Die Kreuzigung Christi (1512)

Die Darstellung von Christus selbst zeigt keinen Schmerz und keine Verrenkung, sondern die demütige Hingabe in sein von Gott gewolltes Schicksal: sein Opfer für die Menschheit. Jeder in dem Bild sichtbare Blick der Zuschauer drückt eine andere Qualität aus: Staunen, Spott, Zweifel, Angst, Trauer und Mitleid bis hin zu dem aufmerksamen, scheinbar den Betrachter fixierenden Blick des Pferdes, der unschuldigen Kreatur, in dem sich im Erschrecken die ganze Tragik des Geschehens widerzuspiegeln scheint.

SINN UND BEDEUTUNG THERAPEUTISCHEN HANDELNS

Gib Worte deinem Schmerz:
Gram, der nicht spricht,
presst das beladene Herz,
bis dass es bricht. [6]

Nun ist es in Wahrheit ein Urthema des Menschen,
dass man sein Leben zu führen und sich zu fragen hat,
wie man es führen soll. [7]

Wir haben vier Dimensionen des Leidens anhand verschiedener künstlerischer und literarischer Beispiele gesehen, mit der Kulmination in einem christlichen Stellvertretenden Leiden. Das Mitleiden, wie es in den gezeigten Abbildungen beispielhaft erscheint, führt in dem hier gemeinten Sinne weder in seiner Betroffenheit zu einer Lähmung noch zu irgendeinem Aktionismus in äußeren Handlungen, sondern es ist ein Mitleiden, das die Situation, den Grund und den Sinn des Leidens in die eigene Seele aufnimmt und annimmt. Damit kann dieses Mitleiden zu einem Erkenntnisinstrument werden für den

Sinn des Leidens; und dieses erkennende Mitleid kann motivieren zu Hilfeleistung und Bewältigung.

Neben den vier Dimensionen des Leidens kann Schmerz, ob körperlich oder seelisch, in seinen Erscheinungsformen verschiedene Charakter-Qualitäten haben, die in den Kapiteln II bis V beschrieben wurden.

Es ist der Signalcharakter (vgl. Kapitel II) bei akuten körperlichen Schmerzen. Dabei ist der Signalcharakter Hinweis auf eine die Schmerzen verursachende Erkrankung, die zu diagnostizieren und zu behandeln ist; auch seelischer Schmerz kann einen Signalcharakter haben mit dem Hinweis auf eine vielleicht noch immer stattfindende seelische Verletzung oder Traumatisierung. Der Signalcharakter ist immer akut und deutet auf ein noch gegenwärtiges Geschehen hin.

Oft haben Schmerz und Schmerzen auch einen Appell-Charakter (vgl. Kapitel III) im Sinne einer Aufforderung, oft an die Mitmenschen gerichtet, um zu einem bestimmten Verhalten anzuregen, das zu Linderung, Entlastung, Schonung und Entbindung von Aufgaben, zu mitmenschlicher Wärme und Zuwendung führen soll. Sinn des Schmerz-Appells ist es, zu einer Veränderung der schmerzenden Situation zu führen.

Bei chronischen Schmerzen kommt oft ein neuer Charakterzug zur Erscheinung den ich Stellvertreter-Charakter genannt habe (vgl. Kapitel IV), in dem Sinn, dass die chronischen körperlichen, somatoformen Schmerzen häufig stellvertretend für unbewusste oder unaussprechliche seelische Verletzungen, Kränkungen oder Probleme stehen. Chronische Schmerzen sind häufig in dem Sinne psychosomatische Schmerzen, dass sie in vielen Fällen nicht mehr in erster Linie eine Behandlung der anfangs zugrundeliegenden Erkrankung verlangen, sondern die Aufmerksamkeit für eine andere, verdrängte oder ignorierte seelische oder psychosoziale Situation einfordern wollen, die für das subjektive Erleben des von den Schmerzen Betroffenen noch schwerer zu ertragen oder zu bewältigen wäre, als es die körperlichen Schmerzen sind. Sie treten insofern stellvertretend für ein anderes Problem, einen anderen psychischen Konflikt auf.

Als vierten Charakter möchte ich den Erkenntnis-Charakter des Schmerzes oder der Schmerzen nennen. Das ist der Schmerz, der uns die Augen öffnen kann, weil wir durch den Schmerz zu einer Erkenntnis oder Einsicht kommen, die wir ohne den Schmerz so nicht erreicht hätten (vgl. Kapitel V). Damit ist die Erfahrung gemeint, dass der vom Schmerz Betroffene und auf sich selbst Zurückgeworfene auch wieder hindurchkommen kann zu einer neuen, gewissermaßen *„durchschmerzten"*, also aus Schmerzen gewonnenen Weltoffenheit, mit einem neuen Welt-Interesse und neuer Zuwendung zu seinen Mitmenschen, wie am Beispiel Hiobs gezeigt, dessen Schicksal sich wendete, *als er Fürbitte tat für seine Freunde.*

Vielfältige Erfahrungen zeigen uns, dass schmerzkranke Menschen, wenn es ihnen gelingt, sich mit einem neuen Ziel in ihrem Leben zu verbinden, ihr Leben wieder produktiv und sinnerfüllt, wenn auch vielleicht mit einem gewissen Maß an Behinderung und Schmerzen verbunden, leben und selbstbestimmt gestalten können. Viele Menschen, die in Selbsthilfegruppen tätig sind, sind dafür lebendige und vorbildliche Beispiele.

Sinn und Bedeutung therapeutischen Handelns liegen auf zwei Ebenen:

Die erste Ebene ist die der eigentlichen Schmerztherapie mit dem Ziel, die Schmerzen der Patienten zu lindern, sie wenn möglich kausal zu behandeln, mindestens die Schmerzen erträglich zu machen oder bei der Bewältigung der Schmerzen im weiteren Verlauf des Lebens Unterstützung zu geben. Dies ist die primäre ärztlich-medizinische Aufgabe. Sie umfasst vor allem die Dimensionen von körperlichen Schmerzen und seelischem Schmerz.

Die zweite Ebene ist das Erkennen und Mitberücksichtigen des Charakters der Schmerzen und dabei offen und aufmerksam dafür zu sein, dass es zwei Grundfragen an den Schmerz gibt, die wir im therapeutischen Gespräch ansprechen können, denn Schmerz soll sich aussprechen können.
Die zwei Grundfragen an den Schmerz sind:

Woher oder warum ist der Schmerz gekommen? Also die Frage nach der Causa, von welcher Erkrankung, von welcher Lebenssituation sind die Schmerzen verursacht, was ist im medizinischen oder psychotherapeutischen Sinn als Ätiologie und Pathogenese der Schmerzen zu verstehen und entsprechend therapeutisch anzugehen.

Und: Wofür ist der Schmerz gekommen; wohin, zu welchem Sinn und Ziel kann der Schmerz den Betroffenen führen? Was kann der Schmerz dem Kranken sagen, wie kann er die Botschaft seines Schmerzes erkennen? Hier ist beispielsweise sowohl an Philoktet zu denken, den seine Schmerzen in Isolation und Verbitterung geführt haben, dann aber auch zu Reflexion und zum Blick in die Zukunft; wir können an Frieda Kahlo denken, die durch ihre Schmerzen zur Malerei gekommen ist; und wir erkennen in der urbildhaften Darstellung des Leidens von Hiob, wie das Fragen nach dem Woher und Warum zu einem immer größer werdenden Schmerz und zu Einsamkeit und Verzweiflung führen kann, während die Hinwendung zu der Frage Wofür und das Aufgreifen eines neuen Interesses an seinen Mitmenschen die therapeutische Wendung bringen kann.

Wir sahen die Wichtigkeit dieser Fragen im Umgang mit Schmerzen auch bei den geschilderten Schmerzerfahrungen aus der ärztlich-therapeutischen Erfahrung. Hier sind wir wieder bei dem Erkenntnis-Charakter und der motivierenden Kraft von Schmerz: Schmerzen können – das ist eine allgemeinen Erfahrung – zu Einsichten und zu Verhaltensänderungen führen oder auch zu einer neuen Haltung dem Leben gegenüber, die aus der Erfahrung von Schmerzen gewonnen werden kann.

Wir haben gehört: Schmerzen können uns weinen und jammern und zittern lassen, sie können uns die Sprache verschlagen, zweifeln lassen und nach dem Sinn fragen lassen; Schmerzen können uns auch die Augen öffnen. Allerdings nicht, um einen äußeren Vorgang besser sehen zu können, sondern vielmehr, wie es Ingeborg Bachmann so schön formuliert hat, um zu „begreifen, was wir doch nicht sehen können." Im Zusammenhang liest sich diese Äußerung so:

Und jener geheime Schmerz macht uns erst für die Erfahrung empfindlich und insbesondere für die der Wahrheit. Wir sagen sehr einfach und richtig, wenn wir in diesen Zustand kommen, den hellen, wehen, in dem der Schmerz fruchtbar wird, mir sind die Augen aufgegangen. Wir sagen das nicht, weil wir eine Sache oder Vorgang äußerlich wahrgenommen haben, sondern weil wir begreifen, was wir doch nicht sehen können [...][8]

Die Darstellungen und Beschreibungen von Schmerz durch Maler und Dichter können uns unsere Schmerzen vielleicht nicht nehmen, können sie nicht wegmachen, aber sie können den Horizont unseres Schmerzerlebens und unseres Daseins erweitern und uns bereit und offen machen für den Sinn von Schmerz und Leiden in der Welt.

Kapitel VII

VII. SCHMERZ – EIN AUSBLICK

Der Schmerz umgreift gleichsam unser Leben und fordert uns beständig neu heraus. Es ist viel, was der Schmerz verlangt. Unbedingt erforderlich ist es, den Mut nicht aufzugeben, ganz egal wie groß der Schmerz sein mag. [1]

Wenn wir wissen wollen, was Schmerz bedeutet, ist es ratsam, nicht nur darauf zu achten, wie uns der Schmerz begegnet, sondern auch darauf, wie wir in ihm dem Schmerzenden begegnen.

Schmerz kommt nicht von außen – mehr oder weniger zufällig – „angeflogen", er ist unsere von innen kommende Antwort auf ein Schmerzendes, das von außen oder von innen kommen kann. Das Schmerzende von außen kann oft sichtbar sein, als Verletzung, als Wunde, als Entzündung. Das Schmerzende von innen ist meist nicht sichtbar, wohl aber fühlbar, spätestens im Schmerz. Wer es früher fühlen kann, wer achtsam und feinfühlig mit sich ist, wer seine Gefühle befragt und ernst nimmt, sie nicht als Schwäche, als „Ermüdungszeichen, wie beim Stahl" [2] ansieht, der kann sich manche innere Entzündung ersparen, indem er das Schmerzende rechtzeitig in der Seele fühlt, sei es als Trauer, als enttäuschte Hoffnung, als Wut oder als – schmerzende – Einsicht zur rechten Zeit.

> *Wer nicht hören will, muss fühlen. Worte der Großmutter. Wer nicht fühlen kann, muss stärker verletzt werden. Und wer sich nicht tief genug ins eigene Fleisch schneidet, zu schneiden wagt, schafft den Vorwand, dass es ein anderer für ihn tun muss, Herr Professor. Trickreiche Einrichtungen und Vorkehrungen. Wie oft die ‚Seele', das ‚Bewusstsein', was immer das sein mag, der Manipulation ausgeliefert, wehrlos dalag. Nun wird am Körper manipuliert. Mit der Hand gearbeitet [...] Wer nicht hören will, muss fühlen, aber das Fühlen gelingt mir nicht.* [3]

Zu unserem Glück gibt es die schmerzhaften Entzündungen, wenn das gesunde Fühlen nicht gelingen mag, die uns zum Schmerzgefühl bringen, was wir vorher nicht fühlen wollten oder konnten; zum Glück gibt es auch diejenigen, die uns zu unserer Genesung schmerzfrei (dank der Anästhesisten) ins eigene Fleisch schneiden, die Chirurgen, um Genesung von innen heraus wieder zu ermöglichen. Die Wunde des Operateurs heilt aus den Selbstheilungskräften des Organismus, die der Mensch innerlich besitzt. Es ist wieder das Innere, aus dem die Heilung kommt, nachdem sie von außen angeregt werden konnte. Schmerz vermittelt zwischen innen und außen, er zeigt sich als intensives Gefühlserleben, oft in der Sprache eines „Organdialekts", der einen inneren Zustand des Menschen zum Ausdruck bringt, der zuvor unbeachtet blieb, vielleicht sogar ignoriert wurde. Schmerz sagt mehr über den inneren Zustand eines Menschen als über die äußeren Umstände, er signalisiert auch die Beziehungen des Menschen zu seiner Mitwelt; Schmerz deutet auf innere, innerseelische oder zwischenmenschliche Konflikte hin, die bisher nicht bewusst gesehen oder gelöst werden konnten. Jeder Schmerz hat eine Deutungsfunktion, ist eine Botschaft.

„Der Schmerz umgreift gleichsam unser Leben und fordert uns beständig neu heraus." Diese Worte sagte der damals bereits hundertjährige Hans Georg Gadamer (1900–2002) bei einem Kongress der Orthopädischen Universitätsklinik Heidelberg am 11. November 2000 zum Thema „Zugang zum orthopädischen Schmerzpatienten" vor versammelten Fachleuten, Medizinern, Physiotherapeuten und Psychotherapeuten. Gadamer sprach aus eigener reicher Schmerzerfahrung: 22-jährig war er an Polio erkrankt, die damals noch nicht behandelbar war. Er hatte viele Jahre große und andauernde Schmerzen, ließ in seinen Bemühungen nie nach, sich seine geistige und körperliche Beweglichkeit zu erhalten, was ihm aus eigener Willenskraft gelang. Er spielte bis zu seinem 75. Lebensjahr regelmäßig Tennis. Er hatte gelernt, mit seinen Schmerzen umzugehen und sich nicht abbringen zu lassen von seinen Zielen. Sein Vortrag bei diesem Kongress war eine freie leidenschaftliche und überzeugende Rede für den Mut, dem Schmerz gegenüber nie aufzugeben, sondern sich vielmehr um eine an seinen eigenen Lebenszielen orientierte Haltung dem Schmerz gegenüber zu bemühen: „Meiner Meinung nach kann der Umgang mit Schmerzen nicht darin bestehen, diese so schnell wie möglich vergessen zu machen", so der Philosoph, „man sollte vielmehr versuchen, sich sozusagen durch die eigene Hingabe an das, was einen erfüllt, selbst dazu zu befähigen, ein erträgliches Leben zu führen."[4]

Trotz aller Fortschritte der Medizin seien allerdings die Schmerzen nicht weniger geworden, sagte damals der Veranstalter des Kongresses: „Dennoch ist Schmerz als Krankheit bei weitem nicht besiegt, ganz im Gegenteil: manche Schmerzen nehmen trotz aller medizinischer Bemühungen zu, man hat fast den Eindruck, gewisse gesellschaftliche Bedingungen fördern das Auftreten und die Häufigkeit von Schmerzen."[5]

Wir sollen uns den Schmerzen nicht ausgeliefert fühlen, sie aber auch nicht sogleich mit Medikamenten wegmachen, mahnt Gadamer, sondern unser Ich anstrengen, um die Selbstheilungskräfte, die in jedem Menschen vorhanden sind, zu aktivieren. Darin liegen die besten Möglichkeiten, die Schmerzen erträglich zu bewältigen. Das Ziel ärztlicher Schmerzbehandlung sieht Gadamer in einer Unterstützung der Bewusstwerdung der eigenen heilenden Kräfte: „Wir haben ungemeine Kräfte in uns, die nicht so leicht verloren gehen können; der Arzt aber hat hier eine maieutische Funktion (gr. maieutik: Hebammenkunst): Er unterstützt uns im Bewusstwerden dieser Kräfte, diese Bewusstwerdung aber vollzieht sich über den Schmerz.“[6] Es geht um die Bewusstwerdung der „eigentlichen Dimension des Lebens, die im Schmerz erahnbar wird“, sagt Gadamer.

Wir können diese Aussage durchaus so verstehen, dass uns Schmerz zu unserer Lebensbewältigung im eigentlichen Sinne verhelfen kann, in dem er uns die Augen öffnet. „Wir Vergeuder der Schmerzen“, erinnert uns Rilke an den Wert des Schmerzes.

Zu einem solchen Verständnis macht es uns der Schmerz oft nicht leicht: Sein Auftreten ist ungeplant, unangenehm und oft zunächst unverständlich. Schmerz beginnt als Wahrnehmung, als Empfindung. Schmerz schleicht sich in unser Bewusstsein ein, er erobert unser Bewusstsein, er stürmt und okkupiert es in jeweils unterschiedlicher Intensität und Dauer. Aber ohne Empfindung, ohne Bewusstsein gibt es keinen Schmerz. Was wir nicht spüren, tut uns nicht weh. Wo kein Bewusstsein ist, ist auch kein Schmerz. Das zeigen uns Anästhesie und Schmerztherapie, die am Bewusstsein ihren Ansatzpunkt haben. Schmerz ist also ein Phänomen, ein Erlebnis in unserem Bewusstsein. Schmerz verändert unser Bewusstsein.

Darin enthalten sind Wahrnehmungen, Empfindungen, Gefühle, Affekte, Vorstellungen, Gedanken, Willensabsichten, Vorsätze, Entschlüsse, Erinnerungen und Ziele. Schmerzen können mit all diesen Eigenschaften unseres Bewusstseins eine Verbindung eingehen und von ihnen beeinflusst werden, oder sie wiederum beeinflussen, in einem mehr oder weniger wachbewussten oder auch unbewussten Wechselspiel. Als Ergebnis kommen wir jeweils zu einer Bewertung des aktuellen und bewussten Erlebnisses von Schmerz, wie es unserer Lebenserfahrung, unserem aktuellen Zustand, unserer Stimmung, unseren Plänen und weiteren Komponenten unseres Bewusstseins entspricht. Da ein Schmerz selten „wie gerufen" kommt, sondern eher, wie wir meinen „unpassend gerade jetzt" auftritt und unsere Pläne stört, kommen wir in den allermeisten Fällen zu einer negativen Bewertung des Schmerzes, zu dem Urteil, dass der Schmerz unpassend und jetzt nicht akzeptabel sei. Deshalb sind wir der modernen Medizin so dankbar, dass sie uns den Schmerz oft so einfach wegmachen kann. Dann sind wir schmerzfrei und erleichtert und denken nicht mehr daran – mit dem Risiko, dass uns mit diesem Wegmachen auch eine wichtige Erfahrung verlorengehen kann.

Wenn wir einen Schmerz spüren, dann stellen wir sofort fest, wo es weh tut, wo der Schmerz sitzt. Es ist die erste Dimension des Schmerzes, die Lokalisierbarkeit am Leib.

In Bezug auf die Frage, wie wir die Bedeutung des Schmerzes verstehen können, kann aus meiner therapeutischen Erfahrung hier eine Erweiterung ansetzen: Wir können uns zufrieden geben, wenn wir wissen, wo es weh tut. Das ist ja auch oft die erste Frage beim Arzt. Aber wir können auch weiter fragen: *Warum ist der Schmerz dort* – und nicht an einem anderen Organ?

Die von mir berichteten Schmerzerfahrungen, die, bis auf die literarischen Beispiele, aus meiner eigenen mitmenschlichen, ärztlichen und psychotherapeutischen Erfahrung stammen, zeigen zum einen die Vielfältigkeit von Schmerzerfahrungen – mit körperlicher, seelischer, biografischer, sozialer und spiritueller Dimension –, zum anderen können sie aber auch die Frage aufwerfen, warum der Schmerz gerade dort auftritt und nicht an einem anderen Organ.

Erinnern wir uns an die geschilderten Schmerzerfahrungen:

- Warum hatte die Chefsekretärin Kopfschmerzen und nicht Herzschmerzen? *(Schmerzerfahrung VII)*

- Warum hatte der Unternehmer Herzschmerzen im Sinne von Herzangst und nicht Kopfschmerzen? *(Schmerzerfahrung IX)*

- Warum hatte der Ingenieur Knieschmerzen und nicht Rückenschmerzen? *(Schmerzerfahrung XIII)*

- Warum hatte der junge Mann Rückenschmerzen bekommen und nicht Kopfschmerzen? *(Schmerzerfahrung X)*

- Warum hatte die junge Frau Unterleibsschmerzen und nicht Herzschmerzen? *(Schmerzerfahrung XIV)*

- Warum hatte die Frau nach der Trennung eine Depression und nicht Knieschmerzen oder Kopfschmerzen oder Herzschmerzen? *(Schmerzerfahrung XII)*

Wenn man sich als betroffener Patient mit einem Schmerz diese Frage stellt: Warum tritt mein Schmerz an diesem Organ auf? – dann stellt man sich über die reine Lokalisierung hinaus auch die Frage nach der Bedeutung, nach der Botschaft des Schmerzes.

In der Organwahl des Schmerzes liegt immer auch ein Hinweis auf seine Botschaft. Die psychosomatische Medizin kennt die Zusammenhänge zwischen Organ und seelischen Qualitäten, der Volksmund kennt sie noch länger in vielen bekannten Redewendungen:[7]

So kann einem Kummer das Herz brechen, man kann in einer belastenden Situation den Rücken steif halten, die Sorge kann einem auf den Magen schlagen, die Angst den Atem rauben, man kann von einer Entscheidung in die Knie gezwungen werden, man kann das Gefühl haben, den Kopf hinhalten zu müssen, die Gedanken können den Kopf schwer machen, ein Schreck kann in die Glieder fahren, die eigenen Ansprüche können schwer auf den Schultern lasten, die Sorgen können so schwer sein, dass sie uns nieder zwingen. Von der Anspannung, die zu schmerzhaften Verspannungen führt, von der Last, die einem das Kreuz bricht, von der Stimmung, die einem auf den Appetit schlägt, von dem Herzschmerz, der zeigt, dass einem etwas zu Herzen geht oder am Herzen liegt, von dem Kopf, den man so voll hat, dass man nichts anderes mehr denken kann, von den Problemen, die einem die Lust nehmen, von den Gefühlen, die in den Bauch rutschen können – und viele weitere Beispiele, die den Zusammenhang zwischen seelischem Erleben und körperlichen Kränkungen deutlich machen.

Im Kopf machen wir uns unsere Gedanken und Vorstellungen; die Kopfschmerzen der Sekretärin in unserem Beispiel deuteten darauf hin, dass sie sich mit ihrer Vorstellung, es beiden Chefs immer gleich recht machen zu wollen, heillos überfordert hatte. Die Kopfschmerzen hatten ihr – schließlich – die Augen dafür geöffnet.

Die Herzphobie mit psychogenen Herzschmerzen des Unternehmers zeigte, dass ihm der Beziehungskonflikt mit seiner Frau sehr nahe ging, was ihm aber wirklich am Herzen lag, waren seine beiden Töchter. Für sie hatte er gewissermaßen seine Herzschmerzen auf sich genommen, weil er gleichzeitig nicht fähig war, seinen Konflikt mit der Ehefrau anzusprechen und zu lösen. Die Herzsymptomatik trat stellvertretend auf, bis der Konflikt bewusst gesehen und gelöst werden konnte.

Die akuten Knieschmerzen in unserem Beispiel wiesen auf die Zögerlichkeit des Ingenieurs bei Entscheidungen hin. Beine, Knie und Füße sind für unsere Fähigkeit zu gehen verantwortlich; wenn wir nicht wissen, wohin wir gehen sollen, wenn uns eine Entscheidung so schwer fällt, dass sie uns „in die Knie zwingt", dann weisen gerade Schmerzen in diesem Bereich darauf hin, dass wir uns für unseren weiteren Weg entscheiden müssen.

Die Rückenschmerzen des jungen Mannes zeigten seine Trauer um die beendete Beziehung, aber sie machten auch deutlich, dass ihm diese Beziehung wohl doch nicht so sehr zu Herzen ging, wie er anfangs meinte.

Seelische Anspannungen drücken sich im Bereich der Halswirbelsäule aus, wenn es um Pflichtgefühl und Durchhalteparolen geht, darum, sich behaupten zu müssen und sein Gesicht zu wahren. Sie können als Verspannungsschmerzen typischerweise Kopfschmerzen und Schmerzen im Halswirbelbereich hervorrufen.

Im Bereich der Brustwirbelsäule manifestieren sich dagegen vorzugsweise Gefühle von Trauer, Verzweiflung und Mutlosigkeit, während Schmerzen im Bereich der Lendenwirbelsäule körperlicher Ausdruck für seelische Überlastung, Erschöpfung und Depressionen sind.

Die Unterleibsschmerzen der jungen Frau in unserem Beispiel hatten sich als Ausdruck ihrer Entscheidungsschwierigkeit im Zusammenhang mit einer Beziehungsproblematik manifestiert und deuteten vielleicht auf die Qualität der Beziehung hin, die offenbar nicht sehr herzlich war.

In den geschilderten Beispielen wurden diese Fragen nach der „Organwahl" des Schmerzes im Rahmen einer psychotherapeutischen Behandlung bearbeitet. Es sind aber Fragen, die sich jeder Betroffene angesichts eines bestimmten Schmerzes stellen kann. Es ist vielleicht eine Hilfestellung für die Frage: Was sagt mir der Schmerz?

> *Nichts lässt den Schmerz am ehesten erträglich werden als das Gefühl, es geht mir etwas auf, mir fällt etwas ein. Es gibt ja immer ein ganzes Arsenal Unerledigtes, das wir zu verwinden trachten. In diesem Sinne ist Schmerz eine große Chance, vielleicht die größte Chance, endlich mit dem ‚fertig zu werden', was einem aufgegeben ist. Die eigentliche Dimension des Lebens wird im Schmerz erahnbar, wenn man sich nicht überwinden lässt.*
>
> Gadamer [8]

Schmerz ist ein verändertes Bewusstsein; ein Bewusstsein das sich einengt, eingeengt wird auf das Schmerzende. Ob es das Knie ist, der Kopf, das Herz oder der Bauch, die Sorge oder die Stimmung, die Beziehung oder eine Erinnerung, eine Nachricht oder die Zukunft; das jeweils Schmerzende drängt sich in unser Bewusstsein, verdrängt andere Inhalte, macht sich breit, beeinträchtigt uns in unserem Denken, Fühlen und Handeln. Es kann uns aber auch wach und sensibel machen, aufmerksam und achtsam für unsere Lebenssituation. Das Bewusstsein des Schmerzes ist nur zunächst ein einengendes; wir können es wieder erweitern, wenn wir uns darauf einlassen; wenn wir bereit sind, auf den Schmerz hinzuhören. Dann können wir gewahr werden, welche besondere Kraft der Schmerz im Verborgenen für uns bereit hält.

> *Ist Schmerz, sobald an eine neue Schicht*
> *die Pflugschar reicht, die sicher eingesetzte,*
> *ist Schmerz nicht gut? Und welches ist der letzte,*
> *der uns in allen Schmerzen unterbricht?*
>
> *Wie viel ist aufzuleiden. Wann war Zeit,*
> *das andre, leichtere Gefühl zu leisten?*
> *Und doch erkenn ich, besser als die meisten*
> *einst Auferstehenden, die Seligkeit.*
>
> Rainer Maria Rilke

DIE METAMORPHOTISCHE KRAFT DES SCHMERZES

David Le Breton spricht von der Verwandlungskraft, vom metamorphotischen Prinzip[9] und der Fähigkeit des Schmerzes, uns zu Umwandlung, zu Veränderung und zu Neugestaltung anregen zu können. Diese metamorphotische Kraft kann Schmerz in vier Bereichen seiner Phänomenologie zeigen:

1. Akuter Schmerz: Der akute Schmerz (Schmerz als Signal) zeigt sich als Veränderer, als Wandler, als Metamorphosierer des aktuellen Tagesplanes: Ich wache morgens mit Migräne-Kopfschmerzen auf und sehe mich gezwungen, mindestens die ersten Termine des Tages abzusagen. Der Tagesplan wurde von mir aus Anlass der Schmerzen verändert.

2. Rezidivierender Schmerz: Durch das wiederholte Auftreten beispielsweise von Migräne-Kopfschmerzen (Schmerz als Appell) sehe ich mich genötigt, sofern ich nicht immer wieder Termine absagen oder häufig Schmerztabletten einnehmen möchte, unter Umständen bestimmte Gewohnheiten zu ändern, z. B. abends weniger Alkohol zu trinken, früher schlafenzugehen, abends weniger am Laptop zu arbeiten, mehr spazierenzugehen und dergleichen. Der wiederkehrende Schmerz wird zum Anlass oder zur Chance, Gewohnheiten zu verändern.

3. Chronischer Schmerz: Ein über lange Zeit bestehender, chronischer Schmerz (Schmerz als Stellvertreter) aufgrund einer chronischen körperlichen oder seelischen Erkrankung kann mich dazu bewegen, meinen Lebensstil zu ändern, meinen Arbeitsplatz zu verändern, meine Erwartungen an mein Leben zu korrigieren und zu verwandeln. Der chronische Schmerz, ob leiblich oder seelisch, kann Anlass zu einer Neuorientierung der Biografie werden.

4. Starker Schmerz: Starker, existenzieller seelischer oder körperlicher Schmerz (Schmerz als Augenöffner) kann mich auf meine Zeitlichkeit und die Endlichkeit meiner Existenz, auf die Frage nach dem Sinn meines Lebens verweisen, kann Zweifel, Verzweiflung, Depression, Angst und Hoffnung, Glauben, Spiritualität und Transzendenz in mir aufleben lassen und mir dabei die Möglichkeit aufzeigen, mich mit diesen Fragen oder Themen zu beschäftigen – oder aber z. B. mittels Medikamenten darüber hinwegzugehen. Starker, exis-

> tenzieller Schmerz kann zur Metamorphose, zur Verwandlung meines geistigen Lebens, meiner Lebenseinstellung, meiner ganzen Haltung zum Leben werden.

Diese metamorphotische Kraft des Schmerzes ist zwar durch den Schmerz gegeben, aber sie ist nicht zwingend, sondern immer freilassend, insofern ich immer auch die Möglichkeit habe, diese Möglichkeit nicht aufzugreifen, sie zu ignorieren, zu übergehen oder einfach den Schmerz zu beseitigen. Genau dieses ist das große Angebot und die große Verführung der modernen Medizin. Hier sind wir gefordert, uns frei zu entscheiden. Bei jedem Schmerz neu.

Das metamorphotische Prinzip des Schmerzes anzunehmen, bedeutet nicht, den Schmerz aushalten zu müssen oder ihn nicht mit modernen Methoden und Mitteln behandeln zu dürfen. Dies wäre unzeitgemäß und unangemessen. Aber zwischen heroischem Aushalten und schmerzphobischem Wegmachen sollte es eine oder vielleicht mehrere Varianten geben.

Eine Variante möchte ich andeuten; sie heißt: Den Schmerz befragen. Dazu muss man ihn aushalten können, man muss bei wachem Bewusstsein sein und klar denken können, man sollte Zeit und Gelegenheit zum Nachdenken haben und eventuell mit jemandem darüber sprechen können, wenn man das will; oder seine Gedanken aufschreiben. Und man tut dies alles nur, wenn man es will, wenn man eine eigene Motivation dazu hat. Manchmal bietet der Schmerz die Motivation mit, manchmal nehmen eine zu schnelle Medikation und das Funktionierenmüssen ohne ein kurzes Innehalten die Motivation gleich wieder weg. Dann ist mit dem Schmerz auch das Schmerzende weg und die Chance auf Metamorphose für dieses Mal vorbei.

Die metamorphotische Kraft zeigte sich in den Situationen der Schmerzerfahrungen in den Kapiteln I bis V auf unterschiedliche Weise. Wir hatten gesehen, dass es klarer und bewusster Reflexion bedarf über die Lebenssituation, in welcher der Schmerz aufgetreten ist, über das Schmerzende, das mich betrifft und über meine Haltung dem Schmerz gegenüber. Wenn ich den Schmerz als metamorphotische Kraft in meinem Leben wirksam werden lassen möchte, gebe ich ihm die Qualität, mir Erkenntnis vermitteln zu können, mir Kraft und Motivation zu verleihen und mir dabei die Freiheit zu lassen, selbstbestimmt zu handeln.

Es zeigt sich uns im Schmerz eine doppelte Natur: *Schmerz ist heilig und wild zugleich.*[10] Schmerz ist einengend und erweiternd zugleich; er ist Qual und Chance in einem. Einengend ist er, weil er den Menschen zurückwirft auf sich selbst und nichts anderes mehr zulassen will. Erweiternd ist er, weil er die Sicht auf einen neuen Horizont aufreißt. Qual ist der Schmerz, weil er weh tut bis zur schieren Unerträglichkeit. Chance ist er, weil er Änderung, Verwandlung ermöglichen kann. Wild ist der Schmerz, weil er gewaltsam vieles zerstören kann und sich uns im Kreise drehen lassen kann, manchmal ohne Aussicht auf Entrinnen. Heilig ist der Schmerz, weil er uns bei all der Kraft und Macht und Unerbittlichkeit trotzdem frei lässt, uns zu ihm zu stellen, wie wir wollen. Schmerz ist Verhinderer und Ermöglicher zugleich.

> *Heilig ist er, weil er dem Menschen die Möglichkeit gibt, an sich die eigene Transzendenz zu erfahren und einen Zugang zu Spiritualität zu gewinnen und innere Kräfte zu entwickeln, von deren Existenz er nichts ahnte. Und wild ist er, weil er dies tut, indem er die Identität des Einzelnen aufsprengt. Er ist eine Feuerprobe, bei der die Gefahr sich zu verbrennen groß ist.*[11]

Und jener geheime Schmerz macht uns erst für die Erfahrung empfindlich und insbesondere für die der Wahrheit. Wir sagen sehr einfach und richtig, wenn wir in diesen Zustand kommen, den Hellen, Wehen, in dem der Schmerz fruchtbar wird: mir sind die Augen aufgegangen. Wir sagen das nicht, weil wir eine Sache oder einen Vorfall äußerlich wahrgenommen haben, sondern weil wir begreifen, was wir doch nicht sehen können. [12]

Komm du, du letzter, den ich anerkenne,
heilloser Schmerz im leiblichen Geweb:
wie ich im Geiste brannte, sieh, ich brenne
in dir; das Holz hat lange widerstrebt,
der Flamme, die du loderst, zuzustimmen,
nun aber nähr' ich dich und brenn in dir.
Mein hiesig Mildsein wird in deinem Grimmen
ein Grimm der Hölle nicht von hier.
Ganz rein, ganz planlos frei von Zukunft stieg
ich auf des Leidens wirren Scheiterhaufen,
so sicher nirgend Künftiges zu kaufen
um dieses Herz, darin der Vorrat schwieg.
Bin ich es noch, der da unkenntlich brennt?
Erinnerungen reiß ich nicht herein.
O Leben, Leben: Draußensein.
Und ich in Lohe. Niemand der mich kennt.

Rilke, letzte Eintragung vor seinem Tod
Mitte Dezember 1926, Val-Mont

Wenn wir den Schmerz fruchtbar erleben wollen, dass er uns die Augen öffnet, wir durch ihn klarer sehen, wir durch ihn in den Zustand einer wesentlichen Erkenntnis für uns kommen, so müssen wir schmerzbereit sein[13]; nicht in dem Sinn, dass wir jeden Schmerz aushalten, sondern so, dass wir den Schmerz anerkennen als einen mahnenden Begleiter in unserem Leben, dessen Botschaften anzuhören sich lohnt.

Anmerkungen

KAPITEL I SCHMERZ – EINE UNTERSUCHUNG

1 Lenz, Siegfried: Über den Schmerz. Essays, Hamburg 1998, S. 10.

2 Tolstoi, Leo N.: Der Tod des Iwan Iljitsch, Frankfurt 1981

3 Gadamer, Hans-Georg: Leiberfahrung und Objektivierbarkeit, in : Über die Verborgenheit von Gesundheit, Frankfurt 1994, S. 102.

4 Siehe Anm. 3.

5 Mündliche und schriftliche Mitteilung von Hartmuth Lang, Kunsttherpeut Waldkraiburg und München.

6 Duras Marguerite: Der Schmerz, München 2008, S. 56.

7 Ebd., S. 75.

8 Perutz, Leo: Der Judas des Leonardo, München 2015, S. 143.

9 Breton, David Le: Schmerz, Zürich/Berlin 2003, S. 11 und S. 88.

10 Der SPIEGEL, Nr. 36 vom 01.09.2008, S. 154ff.

11 Tanner, Jakob: Zur Kulturgeschichte des Schmerzes, in: Schönbächler, Georg (Hg.): Schmerz, Perspektiven auf eine menschliche Grunderfahrung, Zürich 2008, S. 51ff.

12 Morris, David B.: Geschichte des Schmerzes, Frankfurt 1996; Schönbächler, Georg: Schmerz, Perspektiven auf eine menschliche Grunderfahrung, Zürich 2008.

13 Peller, Anni: No Pain No Gain. Die Verbesserung sozialer Chancen durch das Ertragen von Schmerz, in: Afrika Spectrum. 38, 2003, S. 197–214; Barley Nigel: Ein Schmerz und eine Seele, in: NZZ Folio, Jan. 2007, S. 34ff.

14 Schönbächler, Georg: Schmerz, Perspektiven auf eine menschliche Grunderfahrung, Zürich 2008.

15 Aristoteles, Nikomachische Ethik, 2. Buch.

16 Winckelmann, J. J.: Die griechischen Stile, in: Lessing, G. E.: Laokoon oder über die Grenzen der Malerei und Poesie, Frankfurt 1967, Bd. III; zit. nach: Bahr, Hans-Dieter: Schmerz – der unmögliche Gast, in: Schmerz, hrsg. von Blume, Hürlimann, Schnalke, Tyradellis, Berlin 2007, S. 25.

17 Dante, Göttliche Komödie: Die Hölle, 3. Gesang; Darmstadt 2014, S. 19.

19 Abb. aus: Schönbächler, vgl. Anm. 14, S. 251.

20 Schönbächler, Georg, a.a.O., S. 247ff.

21 Siehe a. a. O., S. 252.

22 Langlitz, Nicolas: Permutationen reinen Schmerzes, in: Schmerz, Berlin 2007, vgl. Anm. 8, S. 209/210.

23 Siehe a.a.O., S. 211.

24 Siehe a.a.O., S. 212.

25 Siehe a.a.O., S. 213.

26 Kopf, Andreas; Sabatowski, Rainer: Schmerz und Schmerztherapie, in: Schmerz, Berlin 2007, vgl. Anm. 8, S. 56.

27 Egle, U. T. und Philipp, M.: Schmerz aus psychiatrischer Sicht, in: Egle/Hoffmann: Der Schmerzkranke, Stuttgart, New York 1993, S. 78ff; Schulz-Venrath, U.: Chronische Lumbo-Ischialgie-Syndrome, in: Egle/Hoffmann, a. a. O., S. 460ff.

28 IASP (International Association for the Study of Pain) – Internationale Gesellschaft zur Erforschung des Schmerzes.

29 Steiner, Rudolf: Geisteswissenschaft und Medizin, GA 312, Dornach 1961, S. 376; Heilpädagogischer Kursus, GA 317, Dornach1975, S. 63f; Meditative Betrachtungen und Anleitungen zur Vertiefung der Heil kunst, GA 316, Dornach 1967, S. 28ff; Fintelmann, Volker: Schmerz und Bewusstsein, Essligen 2003; Schopper, Christian: Leibliche, seelische und geistige Aspekte des Schmerzes, in: Der Merkurstab, 61. Jahrgang, Heft 5/2008, S. 412ff.

30 Breton, David Le, vgl. Anm. 5, S. 23.

31 Fintelmann, Volker: Schmerz und Bewusstsein, Esslingen 2003.

32 Girke, Matthias: Schmerzverständnis und Schmerztherapie in der Anthroposophischen Medizin, in: Der Merkurstab, 61. Jahrgang, Heft 5/2008, S. 419ff.

33 Cicely Saunders (1918–2005) war eine englische Krankenschwester, Sozialarbeiterin und Ärztin. Sie gilt als Begründerin der modernen Hospizbewegung und Palliativmedizin.

34 Daudet, Alphonse: La Doulou, zit. nach: Breton Le, vgl. Anm. 2, S. 30.

35 Beuys Joseph, zit. nach: Schmerz, hrsg. von Blume, Hürlimann, Schnalke, Tyradellis, Berlin 2007.

36 Kurthen, Martin: Der Schmerz als medizinisches und philosophisches Problem, zit. nach: Langlitz, Nicolas: Permutationen reinen Schmerzes, in: Schmerz, hrsg. von Blume, Hürlimann, Schnalke, Tyradellis, Berlin 2007, S. 215.

37 Sommer, Markus: Wie kann die im Schmerz gefangene Seele wieder befreit werden? In: Der Merkurstab, 61. Jahrgang, Heft 5/2008, S. 474ff.

38 Ettlin, Dominik: Sensibilisierung, Ausbreitung und Chronifizierung von Schmerz, in: Schmerz, hrsg. von Schönbächler, Zürich 2008, vgl. Anm. 6, S. 125ff.

39 Fintelmann, Volker, siehe a. a. O.
Steiner, Rudolf: Die Offenbarungen des Karma, 1910, Dornach 1968, GA 120.

40 Tanner, Jakob: Zur Kulturgeschichte des Schmerzes, in: Schönbächler, vgl. Anm. 8, S. 59–60.

41 Wittwer, Amrei und Folkers, Gerd: Schmerz, Innenansichten eines Patienten und was die Wissenschaft dazu sagt, Stuttgart 2016, S. 40.

42 Tolstoj, Leo N., siehe a. a. O., S.59.

43 Weizsäcker, Victor von: Die Schmerzen, in: Schmerz und Sprache, hrsg. von: Jakobi, Rainer-M.E., Heidelberg 2012, S. 151.

44 Geibel, Emanuel, 1815–1884.

45 Lenz, Siegfried: Über den Schmerz, S. 10.

46 Breton, David Le, vgl. Anm. 5, S. 16.

47 Buch Hiob Vers 19,7–8.

48 Buch Hiob, Vers 42,10.

49 Homer, Ilias, übersetzt von W. Schadewaldt, Frankfurt 1975.

50 Homer, Ilias, 5. Gesang.

51 Beecher, Henry K. The Pain in Men Wounded in Battle, 1946, zit. nach: Morris, David B., vgl. Anm. 3, S. 65.

52 Lukas-Evangelium, 10. Kap. Vers 25–37.

53 Lukas-Evangelium, zit. nach: Jens, Walter: Das Gleichnis vom barmherzigen Samariter, in : Kanzel und Katheder, München 1984, S. 53ff.
54 Tolstoj, Leo N.: Der Tod des Iwan Iljitsch, siehe a. a. O.; S. 97.
55 Siehe a. a. O.; S. 97–98.
56 Jakobi, Rainer-M.E., Schmerz und Sprache, Heidelberg 2012, S. 151.
57 Breton, Le David, vgl. Anm. 2, S. 59 und S. 98.
58 Lenz, Siegfried: Über den Schmerz. Essays, Hamburg 1998, vgl. Anm. 1, S. 27.
59 Jünger, Ernst: Über den Schmerz, Werke Bd. 5, Berlin, Stuttgart 1960, S. 151.
60 Tanner, Jakob, vgl. Anm. 25, S. 53

KAPITEL II SCHMERZ ALS SIGNAL

1 Härtling Peter: Die Lebenslinie, Köln 2005, S. 7.
2 Tanner, Jakob: Zur Kulturgeschichte des Schmerzes, in: Schmerz – Perspektiven auf eine menschliche Grunderfahrung hrsg. von Schönbächler Georg, Zürich 2008, S.58
3 Zit. nach: Egle, U. T: Das chronische Schmerzsyndrom, in: Der Schmerzkranke, hrsg. Von Egle und Hoffmann, Stuttgart New York 1993, S. 130.
4 Vgl. Anm. 3 S. 130.

KAPITEL III SCHMERZ ALS APPELL

1 Wolf, Christa: Leibhaftig, München 2003, S. 5.
2 Homer, Ilias.
3 Willweber-Strumpf, A; Zenz, M.; Bartz, D.: Schmerz, 2/2000, S. 84–91.
4 Schmerz: Daten, Fakten, Hintergründe, Deutsche Schmerzliga e.V.
5 Vgl. Anm. 3
6 Alle statistischen Angaben aus: Schmerz: Daten, Fakten, Hintergründe, Deutsche Schmerzliga e.V.
7 Bundesgesundheitsblatt – Gesundheitsforschung – Gesundheitsschutz 2000, 43:424–431, Springer-Verlag 2000.

Bellach, B.-M. Ellert U. Radoschewski, M.: Epidemiologie des Schmerzes. Ergebnisse des Bundes-Gesundheitssurveys 1998

8 Egle, U. T.: Das chronische Schmerzsyndrom, in: Egle und Hoffmann (Hg.): Der Schmerzkranke, Stuttgart, New York 1993, S. 133.

9 Egle, U. T. vgl. Anm. 7, S. 133.

10 Lenz, Siegfried: Über den Schmerz, Essays, Hamburg1998, S. 16.

11 Wolf, Christa: Leibhaftig, München 2003, S. 137 u. 148.

KAPITEL IV SCHMERZ ALS STELLVERTRETER

1 Lenz, Siegfried: Über den Schmerz, Essays, Hamburg 1998, S. 25.

2 Treichler, Markus: Somatoforme Schmerzsyndrome, in: Der Merkurstab,n61. Jahrgang, Heft 5/2008, S. 458.

3 Von Rad, Michael (Hrsg.): Alexithymie. Empirische Untersuchungen zur Diagnostik und Therapie psychosomatisch Kranker. Berlin 1983.
Weidenhammer, B.: Überlegungen zum Alexithymiebegriff: Psychischer Konflikt und sprachliches Verhalten. Ein Beitrag zur Phänomenologie, in: Zeitschrift für Psychosomatische Medizin und Psychotherapie, 32/1986, S. 60ff.
Uehlecke, Jens: Kein Gefühl, nirgends, ZEIT online, 6.11.2009
Berthoz, Sylvie: Wenn Männer keine Gefühle haben, SPIEGEL online 7.03.2005
Jiménez, Fanny: Jeder elfte Deutsche ist blind gegenüber Gefühlen; WELT online 8.11.2010

4 Steiner, Rudolf: Meditative Betrachtungen und Anleitungen zur Vertiefung der Heilkunst, Dornach 1967, GA 316, S. 34.

5 Egle, U. T., vgl. Anm. 7, S. 133.

6 Wie Anm. 5, S. 135.

7 Weizsäcker, Viktor von: Klinische Vorstellungen.

8 Lampedusa Giuseppe, Tomasi di: Die Sirene, München 1996, S. 7.

9 Diderot, Denis, zit. nach: Sillem: Melancholie oder vom Glück, unglücklich zu sein; München 1997.

10 Aristoteles, Problemata physika XXX, zit. nach: Klibansky, Panofsky, Saxl: Saturn und Melancholie, Frankfurt 1992, S. 59ff.

11 Tellenbach, Hubertus, Melancholie, Berlin Heidelberg 1983, S. 8ff.
12 Wolf, Christa: Kein Ort. Nirgends. Frankfurt 1989, S. 6f.
13 Morgenstern, Christian, Melancholie, 1. Auflage 1906.

KAPITEL V SCHMERZ ALS AUGENÖFFNER

1 Wolf, Christa: Leibhaftig, München 2003, S. 184.
2 Vgl. Kap. I Anm. 3.
3 Fintelmann, Volker: Schmerz und Bewusstsein, Esslingen 2003, S28.
4 Steiner, Rudolf: Offenbarungen des Karma, 1910, Dornach 1968, GA 120, 7. Vortrag.
5 Wolf, Christa: Die Dimensionen des Autors, Essays und Aufsätze, Reden und Gespräche, Frankfurt 1990.
6 Lenz, Siegfried: Über den Schmerz, Essays, Hamburg 1998, S. 27–29.
7 Engelhardt, Dietrich von: Krankheit, Schmerz und Lebenskunst, München 1999, S. 102ff.
8 Goethe, Johann Wolfgang von: Gedichte, Antiker Form sich nähernd.
9 Huxley, Aldous: Schöne neue Welt, Frankfurt 1978.
10 Breton, David Le: Schmerz, Zürich-Berlin 2003, S. 16.

KAPITEL VI SCHMERZEN UND LEIDEN IN DEN KÜNSTEN

1 Weigel, Sigrid: Homo Dolens, Der Schmerz als bedeutungsgebendes Vermögen, in: Blume, Hürlimann, Schnalke, Tyradellis (Hg.) SCHMERZ - KUNST+WISSENSCHAFT, Ausstellungskatalog, Berlin 2007, S. 282.
2 Lukrez: De rerum natura, Freude und Schmerz; zit. nach: Weigel, Sigrid, vgl. Anm. 1, S. 284.
3 Blume, Hürlimann, Schnalke, Tyradellis (Hg.) SCHMERZ - KUNST+ WISSENSCHAFT, Ausstellungskatalog, Berlin 2007.
4 Sophokles: Philoktet, Frankfurt 2000.
5 Herrera, Hayden: Frida Kahlo. Die Gemälde, München 1997; Herrera, Hayden: Frida Kahlo. Ein leidenschaftliches Leben, München 2002; Jamis, Rauda: Frida Kahlo. Malerin wider das Leiden, München 1991.
7 Shakespeare: Macbeth.

Gadamer, Hans Georg: Über die Verborgenheit der Gesundheit, Frankfurt 1994, S. 134.

8 Bachmann, Ingeborg: Die Wahrheit ist dem Menschen zumutbar, München 1983, S. 75.

KAPITEL VII SCHMERZ – EIN AUSBLICK

1 Gadamer, Hans-Georg: Schmerz, Heidelberg 2003, S. 27.

2 Frisch, Max: Homo Faber Reinbek 1969, S. 68.

3 Wolf, Christa: Leibhaftig, München 2003, S.137 u. 148.

4 Gadamer, Hans-Georg: Schmerz, vgl. Anm. 1, S. 34.

5 Schiltenwolf, Marcus, vgl. Anm. 1, S. 13.

6 Gadamer, siehe a .a. O., S. 36.

7 Bräutigam, Walter: Psychosomatische Medizin; Hahn, Peter (Hg.): Psychosomatik, 2 Bde; Klußmann, Rudolf: Psychosomatische Medizin; Singer, Kurt: Kränkung und Kranksein; Treichler, Markus: Sprechstunde Psychotherapie; Uexküll, Thure von: (Hg) Psychosomatische Medizin.

8 Gadamer, Hans-Georg, siehe a. a. O. S. 27.

9 Breton, David Le: Schmerz, Zürich-Berlin 2003, S. 251.

10 Breton, David Le, siehe a.a.O., S. 251.

11 Siehe a. a. O.

12 Bachmann, Ingeborg: Die Wahrheit ist dem Menschen zumutbar, Frankfurt, S. 75.

13 Lenz, Siegfried: Schmerz, Essays, Hamburg 1998, S. 18.

Abbildungsverzeichnis

Aktuelle Veröffentlichungen im Info3-Verlag

Onkologie auf anthroposophischer Grundlage
Herausgegeben von Volker Fintelmann, Markus Treichler und Gunver Sophia Kienle
im Info3-Verlag

Band 1
Zum Verständnis der Krebskrankheit
2. Auflage 2017, 246 Seiten, Broschur
ISBN 978-3-95779-013-2

Band 2
Die Mistel als Krebsheilmittel
1. Auflage 2014, 238 Seiten, Broschur
ISBN 978-3-95779-014-9

Band 3
Begleitende Therapien in der Krebsbehandlung
1. Auflage 2015, 286 Seiten, Broschur
ISBN 978-3-95779-015-6

Band 4
Methodologie und Wirksamkeitsnachweis der anthroposophischen Krebstherapie
Kasuistik und Übersicht klinischer Studien
1. Auflage 2016, 238 Seiten, Broschur
ISBN 978-3-95779-016-3

Volker Fintelmann

Die Wiedergewinnung des Heilens

Wege zu einer christlichen Medizin

Info3-Verlag, Juni 2017

216 Seiten, Klappenbroschur

ISBN 978-3-95779-052-1

Weitere Veröffentlichungen von Markus Treichler

Markus Treichler

Der überforderte Mensch

Chronisch müde - erschöpft - ausgebrannt

Amthor Verlag

3. Auflage 2013, 88 Seiten, Broschur

ISBN 978-3-934104-06-8

Markus Treichler

Das erschöpfte Ich

Burnout erkennen, verstehen, vermeiden

Verlag Gesundheitspflege initiativ

1. Auflage 2013, 148 Seiten, Broschur

ISBN 978-3-932161-80-3

INFO3 VERLAG

Kirchgartenstr. 1, 60439 Frankfurt
Tel. 069-58 46 47, Fax 069-58 46 16
E-Mail: vertrieb@info3.de
Webshop: www.info3-verlag.de